Sitzungsberichte
der Akademie der Wissenschaften
der DDR
Mathematik – Naturwissenschaften – Technik

24 N

1980

R. Fehlinger/W. Bergmann

Über Störungen des Kalzium-Magnesium-Haushalts unter besonderer Berücksichtigung von Umweltfaktoren

AKADEMIE-VERLAG · BERLIN

Sitzungsberichte
der Akademie der Wissenschaften
der DDR
Mathematik—Naturwissenschaften—Technik

Jahrgang 1980 · Nr. 24/N

R. Fehlinger/W. Bergmann

Über Störungen des Kalzium-Magnesium-Haushalts unter besonderer Berücksichtigung von Umweltfaktoren

AKADEMIE-VERLAG · BERLIN
1981

Vorträge gehalten in der Sitzung der Klasse
Umweltschutz und Umweltgestaltung am 22. März 1979
von Dr. med. Roland Fehlinger, Charité der
Humboldt-Universität zu Berlin und Prof. Dr. Werner Bergmann, Jena

Herausgegeben im Auftrage
des Präsidenten der Akademie
der Wissenschaften der DDR
von Vizepräsident Prof. Dr. Heinrich Scheel

ISSN 0138–3956
Erschienen im Akademie-Verlag, DDR-1080 Berlin, Leipziger Str. 3–4

Lizenznummer: 202 · 100/41/81
Gesamtherstellung: VEB Druckhaus Köthen
Bestellnummer: 762 906 8 (2010/80/24/N) · LSV 2015
Printed in GDR
DDR 6,– M

Inhalt

Roland Fehlinger

Über Störungen des Kalzium-Magnesium-Haushaltes unter besonderer Berücksichtigung von Umweltfaktoren

Die Störungen des Mineralstoffwechsels — und der Nichtmediziner wird hier zuerst an die Erkrankungen des Knochensystems denken — hatten schon immer einen erheblichen Stellenwert für den Gesundheitszustand der Bevölkerung. Einige dieser Erkrankungen sind zumindest in unseren Breitengraden wahrscheinlich so alt wie die Menschheit selbst. So beschrieb Virchow vor rund 100 Jahren schwere rachitische Zahn- und Knochenveränderungen an archäologischen Neandertalfunden [77]. Noch um die Jahrhundertwende fand man in Deutschland bei 50—90% aller Kinder Zeichen einer Rachitis [65]. Auf einem englischen Rachitis-Symposium im Jahre 1975 wurden für die Häufigkeit leichterer rachitischer Erkrankungen immer noch Zahlen zwischen 4 und 8% genannt [4]. Aus diesen Fakten ersieht man einerseits die Größenordnung der potentiellen Störanfälligkeit des menschlichen Mineralstoffwechsels, andererseits aber auch die Möglichkeit einer wirksamen Prophylaxe.

Gut bekannt ist der Knochenschwund des alten Menschen, die Osteoporose, mit hartnäckigen Knochenschmerzen, Wirbelsäulendeformierungen und den gefürchteten Schenkelhalsfrakturen, die für viele ältere Bürger auf Grund der Sekundärkomplikationen auch heute noch eine vitale Bedrohung darstellen.

Weniger bekannt ist allerdings, daß Störungen des Kalzium- und Magnesiumhaushalts gerade in der Lebensmitte Hauptursache zahlreicher funktioneller Störungen sind, die vielfach als sog. „Zivilisationskrankeiten" aufgefaßt werden. Wie später dargestellt wird, findet man solche Patienten in Diagnosengruppen wie Erschöpfungszustände, depressive Neurosen, vegetative Fehlregulation, Herzschmerzen und Herzrhythmusstörungen, Kreislauflabilität usw.

In diesem Zusammenhang konnte in den letzten Jahren eine ganze Reihe negativer Umweltfaktoren herausgearbeitet werden, deren Kenntnis uns tiefere Einblicke in das Ursachengefüge dieser überaus häufigen Krankheitszustände ermöglicht und gleichzeitig auch wichtige Ansatzpunkte für eine wirksame Prophylaxe aufzeigt.

Zum besseren Verständnis der humanbiologischen und humanpathologischen Rolle des Kalziums und Magnesiums seien einige phylogenetische und biochemisch-physiologische Bemerkungen vorangestellt.

Die elementare Bedeutung dieser beiden Erdalkalimetalle für das Leben überhaupt erhellt aus dem phylogenetischen Aspekt, daß Kalzium mit etwa 40 mg und Magnesium sogar mit 130 mg/100 ml neben Natrium, Chlor und Schwefel zu den fünf häufigsten Elementen des Meerwassers gehören [104].

So haben einige primitive Meeresfische mit ca. 20 mg/100 ml Serum immer noch sehr hohe Kalziumkonzentrationen. Die Evolution des Lebens aus dem Meerwasser und die Adaption an Süßwasser- und Landverhältnisse machte die Einstellung auf die wesentlich geringeren Mineralkonzentrationen der Umwelt notwendig. Die Säugetiere waren gezwungen, durch aktive Prozesse den Kalziumspiegel in den Körperflüssigkeiten hochzuhalten, um so die Knochenverkalkung u. a. biochemische Prozesse realisieren zu können [104].

Der Serumkalziumspiegel des Menschen liegt etwa bei 10 mg/100 ml, der Gesamtkörperbestand bei etwa 2% der Körpermasse zwischen 1000 und 1500 g, davon sind 99% im Skelettsystem lokalisiert [114].

Erstaunlicherweise spielte das nach dem Natrium zweithäufigste Metall des Meerwassers — dessen biologischer Stellenwert schon daraus hervorgeht, daß es wie das Eisen im Hämoglobin das Zentralatom des Chlorophylls bildet — in den biologischen Wissenschaften lange Zeit nur eine untergeordnete Rolle. Die essentielle Bedeutung des Magnesiums für die Ernährung wurde erst 1932 erkannt [85], 1934 beschrieb man den ersten Mangelzustand beim Menschen [68]. Heute weiß man, daß Magnesium nach dem Kalium das zweithäufigste intrazelluläre Kation ist. Die durchschnittliche Serumkonzentration liegt etwa bei 2 mg/100 ml, der Gesamtkörperbestand bei 23 g, 95% sind intrazellulär verteilt [139].

Kalzium und Magnesium haben im Funktions- und Strukturstoffwechsel in teils synergistischer, teils antagonistischer Wechselwirkung eine unüberschaubare Zahl ausgesprochener Schlüsselfunktionen, von denen hier nur einige angerissen werden können. Beide Metalle haben essentielle Funktionen bei der Speicherung, Freisetzung und Wirkung von Neurotransmittern, Neurohormonen und Hormonen. An einem Modell der synaptischen Übertragung (s. Abb. 1) ist zu ersehen, wie das angelangte elektrische Potential als entscheidenden Zwischenschritt zunächst einen Kalziumeinstrom in das präsynaptische Nervenende induziert. Die sprunghaft erhöhte intrazelluläre Kalziumkonzentration bewirkt dann, ähnlich wie in einer Muskelzelle, die Adaption und Kontraktion dieser Proteine und den Transmitterausstoß. Der ganze Prozeß verbraucht Energie, die über die Mg-abhängige ATP-Spaltung bereitgestellt wird [98].

Kalzium wird allgemein als „intrazelluläre Überträgersubstanz" und „second messenger" [115] aufgefaßt. So wirken auch die Herzglykoside im wesentlichen über eine Steigerung des Kalziumeinstroms in die Myokardzelle bzw. über verstärkte intrazelluläre Kalziumfreisetzung [118].

Die Zahl der Enzyme, deren Wirkung von optimalen Magnesiumkonzentrationen abhängt, wird indessen auf 300 geschätzt. Im Kohlenhydratstoffwechsel sind insbesondere die sog. „Schrittmacherenzyme" magnesiumabhängig. Im Magnesiummangel ist die Glykolyserate reduziert, ebenso die Syntheseraten für DNS, RNS und Eiweiß; die ATP-Konzentrationen in den roten Blutkörperchen sinken

[59, 78]. Über Hemmung der sog. „Ionenpumpen" verschieben sich die intrazellulären Konzentrationen von Natrium, Kalzium und Kalium und bewirken damit sekundär vielschichtige Störungen der Stoffwechsel- und Erregungsprozesse [59]. – So erklärt sich, wie Abweichungen in den Konzentrationen, Verteilungen und chemischen Bindungen beider Erdalkalimetalle Beeinträchtigungen aller Stoffwechselbereiche nach sich ziehen können.

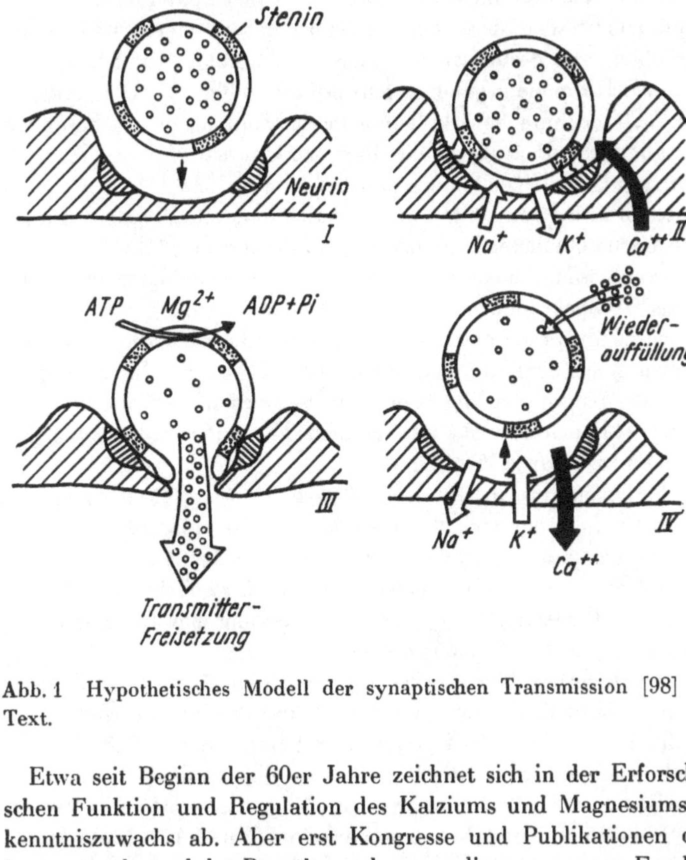

Abb. 1 Hypothetisches Modell der synaptischen Transmission [98] Erläuterungen im Text.

Etwa seit Beginn der 60er Jahre zeichnet sich in der Erforschung der biologischen Funktion und Regulation des Kalziums und Magnesiums ein rasanter Erkenntniszuwachs ab. Aber erst Kongresse und Publikationen der jüngsten Zeit lassen zunehmend das Bemühen erkennen, die gewonnenen Ergebnisse eines Fachgebietes im Rahmen der Wechselwirkungen mit der gesamten ökologischen Kette zu sehen, von der Geochemie und Agronomie bis zu den klinischen und theoretischen Sparten der Veterinär- und Humanmedizin. Pionierarbeit auf diesem Gebiet wurde insbesondere in Frankreich geleistet, wo die unter dem Patronat verschiedener Ministerien stehende „Société pour le Développement des Recherches sur le Magnésium" (Président: J. Durlach) in diesem Jahr schon das „7 é Colloque Français Annuel sur le Magnésium" abhalten wird. 1975 fand in der DDR unter dem Rahmenthema „Magnesiumstoffwechsel" die erste Begegnung zwischen

Agronomen, Veterinär- und Humanmedizinern statt [124]. Als feiner Indikator für die hohe Aktualität dieser Problematik ist einschließlich auch die im vorigen Jahr angesetzte „GORDON Research Conference on Magnesium in Biochemical Processes and Medicine" zu werten.

Die für das Leben der höheren Arten so lebenswichtige Steuerung der Kalzium- und Magnesiumhomöostase kann hier nur grob vereinfacht dargestellt werden, wobei besonders für den Magnesiumhaushalt noch viele Fragen offen sind.

In der Kalziumhomöostase gibt es nur ein Hormon mit einem dominanten Effekt auf die Erhöhung des Serumkalziums, das Parathormon der Nebenschilddrüsen. Die Vitamin-D-Hormone regulieren schwerpunktmäßig die Mineralisation der Hartgewebe [26]. Calcitonin bewirkt kurze rasche Senkungen des Serumkalziums, deren physiologische Bedeutung allerdings noch umstritten ist [23, 103]. Während man Vitamin D und Calcitonin schon bei Fischen findet — erinnert sei an den antirachitischen Lebertran — taucht das kalziummobilisierende Parathormon erst auf phylogenetisch höherer Stufe bei den Amphibien auf [24].

Schilddrüsen-, Sexual- und Nebennierenrindenhormone beeinflussen in physiologisch noch unklarer Größenordnung ebenfalls den Kalziumhaushalt.

Parathormon bewirkt über viele metabolische und physikochemische Teilschritte eine Kalziumfreisetzung aus dem Knochen und an den Nieren eine Steigerung der Kalziumkonservierung. Jedoch nur die Niereneffekte werden vom Parathormon allein realisiert, die Aktionen am Skelett kommen nur unter Mitwirkung von Vitamin-D-Metaboliten zustande [135].

Relativ neu ist die Erkenntnis, daß für den Menschen unserer Breitengrade die diätetische Vitamin-D-Zufuhr nur eine untergeordnete Rolle spielt, da rund 80% des Bedarfs durch die lichtinduzierte Eigensynthese in oder auf der Haut gedeckt werden [61]. Die biologisch aktive Form entsteht erst nach zweischrittiger Hydroxylierung in Leber- und Nierengewebe, deren Entdeckung die Neueinordnung dieser Steroide in die Gruppe der Hormone notwendig machte.

In der Magnesiumhomöostase bewirkt das phylogenetisch jüngere Parathormon ebenfalls eine Magnesiummobilisierung am Knochen und drosselt die Magnesiumausschwemmung durch die Nieren. Bei gesteigerter Parathormonausschüttung ist die Magnesiummobilisierung am Knochen größer als die renale Konservierung, die Bilanz wird negativ, der Körper verarmt an Magnesium. Ähnliche Effekte haben gesteigerte Schilddrüsen- und Nebennierenrindenhormon-Ausschüttung, wobei insbesondere die letztgenannte Hormongruppe für stressinduzierte Magnesiumverluste bedeutsam sein kann [139]. Oestrogene erniedrigen den Serummagnesiumspiegel durch vermehrte Abwanderung der Ionen in Knochen und Uterus [58].

Es sei schon hier bemerkt, daß Frauen in der Störanfälligkeit der genannten Regelmechanismen eine ausgesprochene Sonderstellung einnehmen.

Zahlreiche klinische und experimentelle Daten sprechen für eine enge Vermaschung des Kalzium- und Magnesiumhaushalts (s. Abb. 2). Der Abfall des Serumkalziums und -magnesiums bewirkt gleichsinnig eine Parathormonausschüttung [12, 13, 14, 21, 86, 93, 129], das dann wiederum über Stimulierung der 1-Hydroxylase und Hemmung der 24-Hydroxylase die Konzentration des biologisch aktiven Vitamin-D-Metaboliten erhöht. Beide Hormone induzieren schließlich über die Zielorgane Knochen und Niere einen Konzentrationsanstieg beider Mineralien im Serum und so wieder eine Hemmung der Nebenschilddrüsen [26].

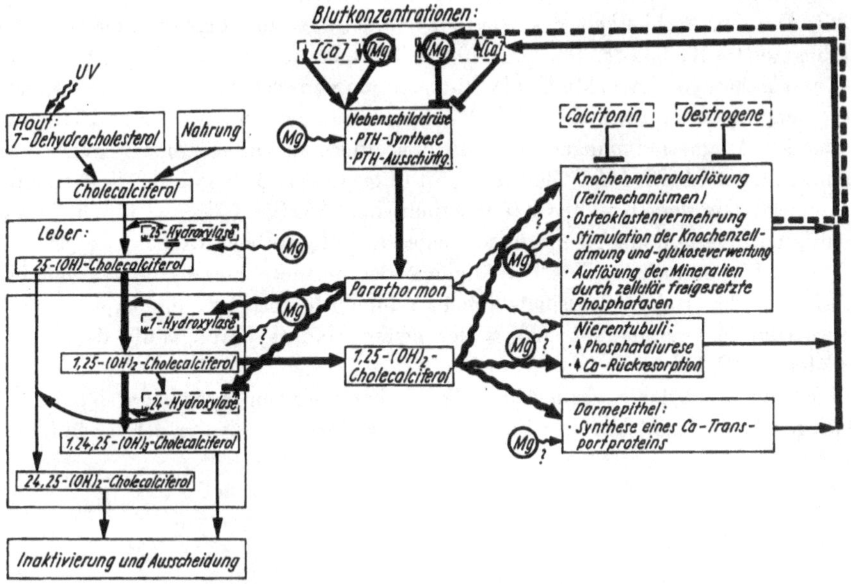

Abb. 2 Stark vereinfachtes Modell der endogenen Regulation der Kalzium-Magnesium-Homöostase. Die Fragezeichen bedeuten, daß für diese Teilschritte die Magnesiumabhängigkeit des Cholekalziferol-Parathyreoidea-Systems noch nicht experimentell belegt wurde, auf Grund der Funktionen des Magnesiums im Stoffwechsel aber mit hoher Wahrscheinlichkeit anzunehmen ist.

Die parathormon-induzierte Steigerung der Kalziumresorption im Darm wird neuerdings ausschließlich auf die PTH-induzierte Stimulierung der 1,25-Hydroxycholekaziferol-Synthese zurückgeführt [57]. Die strategische Strecke der Regulation, der einzige Weg der Kaliziumaufnahme aus der Umwelt, wird somit nur durch Verschaltung beider Hormonwirkungen realisiert.

Seit Beginn der 60er Jahre mehren sich aus der Veterinär- und Humanmedizin die Berichte über Hypokalzämien, die selbst durch extreme Kalzium- und Vitamin-D-Gaben nicht zu beheben waren, deren Therapieresistenz bei gleichzeitiger Magnesiumgabe aber rasch durchbrochen werden konnte [66, 71, 81, 87, 90, 119, 130, 141, 144]. Indessen wird die Magnesiumbehandlung hypomagnesiämischer und hypokalziämischer Tetanieformen in der Veterinär- [60] und Humanmedizin [17, 19, 20, 30, 51, 56, 109, 110, 137, 142] immer mehr zum Therapeutikum Nr. 1 und nur bei einem kleinen Prozentsatz ist die zusätzliche Einstellung auf Vitamin D, Tachystin u. ä. Präparate indiziert bzw. unumgänglich.

Die biochemischen Grundlagen der Magnesiumabhängigkeit des Cholekalziferol-Parathyreoidea-Stystems konnten indessen für mehrere Teilschritte aufgeklärt werden, wobei sich einige Ergebnisse scheinbar widersprechen. So beobachtete man unter Magnesiummangel sowohl eine Stimulation [12, 14, 21, 86, 129] als auch eine Hemmung der Parathormonsynthese bzw. -ausschüttung [2, 12, 25, 121, 134, 136]. Die Ansprechbarkeit des Knochens fand man im Magnesiummangel teils herabgesetzt [21, 33, 88, 96, 100, 109, 143], teils normal [2, 15, 28, 62, 133]. Differenzierte experimentelle Untersuchungen machen wahrscheinlich, daß leichtere Hypomagnesiämien die Nebenschilddrüsen stimulieren, ein schwerer und lang anhaltender Magnesiummangel aber die Parathormonsynthese bzw. -freisetzung hemmt [2, 15, 94, 95, 116]. Gleichzeitig ist unter diesen Bedingungen die Kalziumfreisetzung aus dem Knochen auf metabolischer [34, 35, 122] und durch die erniedrigten Magnesiumkonzentrationen selbst auf physiochemischer Ebene [15, 32, 62, 95, 112] störanfällig. Die Polyätiologie der magnesiummangelinduzierten Labilisierung des Kalziumhaushalts erhellt schließlich noch aus der experimentell gesicherten Magnesiumabhängigkeit der ersten Hydroxylierungsstufe des Cholekalziferols [10, 72].

Zusammen mit den Berichten über das Vorkommen von Hypomagnesiämien bei Rachitis [6, 73, 113], im Einzelfall sogar über Therapieresistenz der Rachitis auf

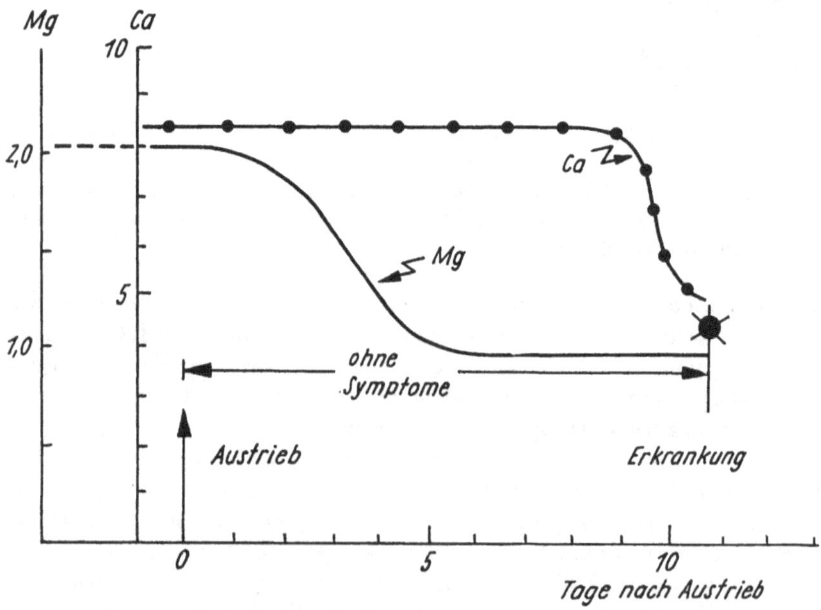

Abb. 3 Rascher Zusammenbruch der Kalziumhomöostase (endogen) nach langsamerem Absinken der Magnesiumkonzentrationen im Serum (ernährungsbedingt) bei tetaniekranken Kühen nach Weideauftrieb [60].
Ca, lies Ca [mg/100 ml]

Dekristol, die erst nach Magnesiumzugabe durchbrochen werden konnte [117], ergeben sich somit Impulse, die ausschließliche Betrachtung der Rachitis als Vitamin-D-Mangelerkrankung neu zu überdenken.

Veterinärmedizinische Untersuchungen an tetaniekranken Kühen illustrieren noch einmal eindrucksvoll den Zusammenbruch der Kalziumhomöostase im Rahmen eines ernährungsbedingten Magnesiummangels (s. Abb. 3). Nach dem über mehrere Tage zu beobachtenden Absinken der Magnesiumkonzentrationen kommt es relativ plötzlich zu einem regelrechten Absturz der Kalziumkonzentrationen, der mit der klinischen Manifestation der Weidetetanie zusammenfällt [60]. Es sei schon an dieser Stelle erwähnt, daß auch beim Menschen Tetanieformen mit gleichzeitig erniedrigten Kalzium- und Magnesiumkonzentrationen durch ihre besondere klinische Schwere auffallen [47].

Larvor et. al. [86] fanden bei Kälbern mit experimentellem Magnesiummangel sowohl eine Nebenschilddrüsenhypertrophie als auch reduzierte Austauschraten von radioaktiv markiertem ^{45}Ca am Knochen, gleichsam ein Beispiel für die teilweise paradoxen pathophysiologischen Konstellationen bei Magnesium-Mangelzuständen.

Beim Auflisten der wichtigsten krankheitswertigen Störungen des Kalzium- und Magnesiumhaushalts muß berücksichtigt werden, daß medizinhistorisch die meisten Krankheitsbilder in der Regel auf rein phänomenologischer Grundlage herausgearbeitet wurden und vorzugsweise auf morphologisch faßbare Veränderungen ausgerichtet waren. Aus historischer Sicht hat der Prozeß der pathobiochemischen Unterlegung dieser Krankheitseinheiten eigentlich gerade erst begonnen. Während die klassische Krankheitslehre zunächst von pathologischen Abweichungen bestimmter Organsysteme ausging, z. B. vom Skelett oder harnableitenden System, versuchte man später eine mehr pathophysiologisch orientierte Klassifikation je nach Abweichung der verschiedenen Stellglieder im beschriebenen System der Kalzium-Magnesium-Homöostase, z. B. Vitamin-D-Mangel oder -Intoxikation, Über- oder Unterfunktion der Nebenschilddrüsen etc. Eine durchgreifende, biochemisch unterlegte Systematisierung der Mineralstoffwechselkrankheiten steht noch aus und erschwert die epidemiologische und sozialhygienische Wertung der einzelnen Zustandsbilder. Einige Erkrankungen wurden je nach Zeitpunkt des Auftretens im Verlaufe des Lebens und je nach bevorzugtem Organbefall — der individuell stark variiert — auf verschiedene Fachdisziplinen verteilt. Mechanistische und idealistische Betrachtungsweisen hemmten besonders in der medizinischen Praxis eine dialektisch begründete Gesamtschau der Pathologie des Mineralstoffwechsels. Für unser spezielles Arbeitsgebiet, das tetanische Syndrom, wird das noch später durch Beispiele illustriert.

Aus der organbezogenen Klassifikation sollen hier die Rachitis der Kinder und die Osteomalazie der mittleren Lebensjahre genannt werden. Beide Begriffe sind ein Sammelbecken für verschiedene Krankheiten mit prinzipiell gleichem morphologischem Substrat: eine reduzierte Mineralisation der organischen Knochensubstanz.

Der Knochenschwund des alternden Menschen, die Osteoporose, ist ebenfalls ein großer klinischer Sammelbegriff, der morphologisch durch eine gleichmäßige Reduktion organischer und mineralischer Knochenanteile charakterisiert ist [1, 79]. Epidemiologische Untersuchungen in den USA bei Frauen nach dem 60sten Lebensjahr ergaben eine Erkrankungshäufigkeit an klinisch manifester Osteoporose von 26%. Frauen erkranken sechsmal häufiger als Männer [1]. Ätiologisch wird für alle drei genannten Skeletterkrankungen dem Vitamin-D-Mangel ein wichtiger Platz eingeräumt. Beim differenzierten Herangehen ist die Pathogenese jedoch außerordentlich kompliziert, multifaktoriell und noch keineswegs geklärt [1, 79, 106].

Aus einem anderen Fachbereich seien die kalziumhaltigen Nierensteine genannt, die je nach dem Grad der Kalziumausscheidung durch den Harn und dem Funktionszustand der Nebenschilddrüsen klassifiziert werden.

Die Endokrinologen wiederum machen die hormonale Aktivität der Nebenschilddrüsen zum Ausgangspunkt ihrer Systematisierung und unterteilen zunächst je nach Über- oder Unterfunktion in zwei große Hauptgruppen. Die individuell stark variierende Symptomatologie des Hyperparathyreoidismus, der in den letzten Jahren immer häufiger diagnostiziert wird [16], zeigt die breite Überlappung der historisch entstandenen Krankheitsbegriffe. Charakteristisch ist die teilweise extreme Knochendemineralisation, die bis zu multiplen Spontanfrakturen führen kann. Andere Patienten zeigen ein klinisch völlig intaktes Knochensystem. 75% der Patienten haben Nierensteine mit und ohne gleichzeitige Skelettbeteiligung, 15% Magen-Darm-Geschwüre, 10% eine Pankreatitis. Aber fast alle Patienten zeigen psychische Veränderungen vom pseudoneurasthenischen Bild bis zu schwersten Depressionen u. a. Psychosen [16, 140].

Es sei angemerkt, daß aus endokrinologischer Sicht auch die meisten voll entwickelten Rachitisbilder einen Hyperparathyreoidismus zeigen. Während initial die Serumkalziumwerte hier meist erniedrigt sind, findet man später wieder normale und z. T. sogar erhöhte Werte auf Grund der sekundär stimulierten Parathormonausschüttung [54].

Der Hypoparathyreoidismus wiederum kann mit Ausnahme sehr seltener erblicher Formen auch als Untergruppe des tetanischen Syndroms aufgefaßt werden, das nachfolgend besprochen wird.

Erwähnt seien noch Klassifikationsversuche, die an Konzentrationsabweichungen des Serumkalziums und -magnesiums orientieren [102, 107], wobei in jüngster Zeit auch zunehmend der Phosphatspiegel in diese Betrachtung einbezogen wird [52] — insgesamt aber ein Einteilungsversuch, der auf Grund der beschriebenen Dynamik der Elektrolytverteilungen recht problematisch ist.

Eine besonders in der Mitte des vorigen Jahrhunderts einsetzende klinische Strömung machte tetanusähnliche Muskelverkrampfungen zum Mittelpunkt ihrer diagnostischen Zuordnung. Der Franzose Corvisart prägte dafür 1852 den Begriff „Tetanie" [53]. Die Inkonstanz und Umweltabhängigkeit dieses neuromuskulären Reaktionsmusters machte die Abgrenzung und Aufteilung dieses häufigen

Syndroms von Anfang an schwieriger als bei den morphologisch klar definierten Erkrankungen des Knochensystems. Dabei ist für unser Rahmenthema besonders interessant, daß das geographisch teilweise sehr begrenzte endemische Auftreten der Tetanie — etwa vergleichbar mit den „Kropftälern" in den Schweizer Alpen — die Kliniker vor der Jahrhundertwende dazu veranlaßte, hier an eine Infektionskrankheit zu denken [53]. Wien, Heidelberg und Petersburg waren als „Tetanienester" bekannt [105].

Seit 1972 beschäftigten wir uns interdisziplinär mit diesem Krankheitsbild und überschauen jetzt eine Anzahl von rund 500 erwachsenen Tetaniepatienten aus allen Teilen der DDR.

Das durchschnittliche Erkrankungsalter liegt etwa in der dritten Lebensdekade (s. Abb. 4); die Erkrankungsdauer (s. Abb. 5) schwankt zwischen dem tetanischen „Gelegenheitsanfall" und jahrzehntelangen chronischen Verläufen, die zu ausgesprochen häufigen Krankschreibungen, Krankenhausaufenthalten und Kurverschik-

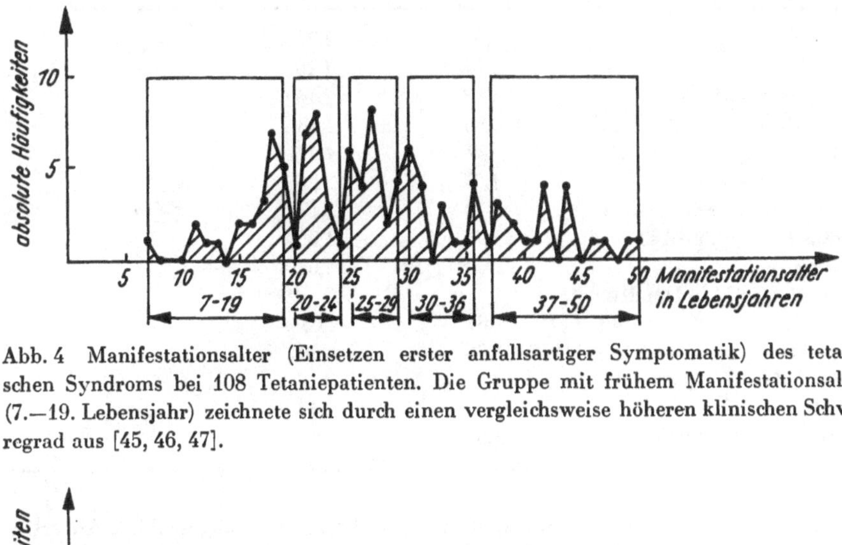

Abb. 4 Manifestationsalter (Einsetzen erster anfallsartiger Symptomatik) des tetanischen Syndroms bei 108 Tetaniepatienten. Die Gruppe mit frühem Manifestationsalter (7.—19. Lebensjahr) zeichnete sich durch einen vergleichsweise höheren klinischen Schweregrad aus [45, 46, 47].

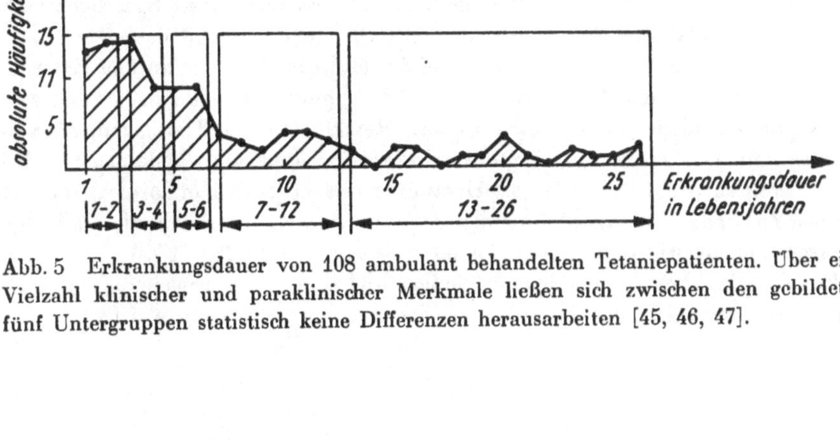

Abb. 5 Erkrankungsdauer von 108 ambulant behandelten Tetaniepatienten. Über eine Vielzahl klinischer und paraklinischer Merkmale ließen sich zwischen den gebildeten fünf Untergruppen statistisch keine Differenzen herausarbeiten [45, 46, 47].

kungen führen, im Einzelfall auch zur Frühinvalidisierung. Typisch ist der chronische Verlauf mit teilweise sehr wechselhaftem klinischem Erscheinungsbild [45].

Die Häufigkeit der tetanischen Disposition in der Gesamtbevölkerung wird auf 5–10% geschätzt [30, 83, 101 – weitere Literatur zur Epidemiologie in 49].

Bei der näheren Betrachtung des klinischen Bildes zeigt sich, daß für die Patienten selbst das sog. „Leitsymptom", der anfallsartige generalisierte Muskelkrampf, gar nicht so vordergründig ist wie für die Ärzte; in der Selbsteinschätzung der Beschwerden nach Häufigkeit und Belastungsgrad dominiert vielmehr die unspezifische Symptomatik (s. Tab. 1). 86 körperliche und psychische Symptome wurden

Tabelle 1
Die häufigsten Beschwerden beim tetanischen Syndrom nach einer punkteskalierten Selbsteinschätzung durch die Patienten anhand eines Fragebogens mit 86 Symptomen

	Häufigkeiten	Belastungsgrad
Reizbarkeit	1,93	2,26
Müdigkeit	1,88	2,13
rasche Erschöpfbarkeit	1,87	2,14
innere Unruhe	1,86	2,18
kalte Füße	1,82	1,77
Kopfschmerzen	1,77	2,26
Mattigkeit, Energielosigkeit	1,72	2,17
Geräuschempfindlichkeit	1,71	1,95
Grübeleien	1,68	2,01
Taubheitsgefühl in Händen und Füßen	1,67	2,03
übermäßiges Schlafbedürfnis	1,61	1,88
Herzklopfen, Herzjagen	1,52	2,17
Schwächegefühl	1,50	2,17
Kreuz- und Rückenschmerzen	1,50	1.82

in einem Fragebogen durch eine skalierte Punktbewertung eingeschätzt. An erster Stelle rangiert ein Beschwerdenkomplex, der im psychiatrischen Sprachgebrauch als „reizbare Schwäche" bezeichnet wird. An 10. Stelle erscheint das erste relativ tetaniecharakteristische Symptom, das Gefühl des „Einschlafens" an den Extremitätenenden und in der Mundregion, das durch Spontanentladungen in den sensiblen Nervenendigungen zustande kommt. Herzklopfen und Herzjagen, oft verbunden mit Herzschmerzen, Luftnot, Erstickungsgefühl und Todesangst, führt nicht selten zur Fehleinweisung als Herzinfakt und kennzeichnet so die Dramatik solcher Zustände. Die Anfälle wurden in der Einschätzung durch die Patienten überraschend niedrig plaziert (Häufigkeit $\bar{x} = 1,08$; Stärke $\bar{x} = 1,73$).

Frauen erkranken etwa sechsmal häufiger und signifikant schwerer als Männer [46], ein Zahlenverhältnis, das schon bei der Osteoporose genannt wurde.

Paraklinisch findet man bei Vergleich mit Normalpersonen signifikant erniedrigte Kalziumkonzentrationen im Serum [42]. Bei der statistischen Abtrennung über erniedrigte Magnesiumspiegel erreicht man über die intraerythrozytären Konzentrationen eine höhere Signifikanz als über die Serumkonzentrationen [29, 30, 101, 120]. Zusammen mit den klinisch und radiologisch leicht erfaßbaren häufigen Mineralisationsstörungen an Knochen und Zähnen [30, 82] und nicht zuletzt auf Grund der Ansprechbarkeit auf eine mineralstoffwechselorientierte Therapie begründen diese Befunde die Einordnung des tetanischen Syndroms in die Gruppe der Mineralstoffwechselerkrankungen [44]. Die zwangsläufige Mitbeteiligung anderer Stoffwechselbereiche ersieht man schon klinisch an den starken Abmagerungen und Ödembildungen der Patienten, an endokrinen Störungen, insbesondere der weiblichen Sexualfunktionen [46], an der Disposition zu Entzündungen und Allergien. Charakteristisch ist ein buntes Spektrum psychischer und zentralnervöser Störungen. Die in unterschiedlichen Schweregraden fast immer objektivierbare hirnorganische Leistungsminderung bedingt häufige Erschöpfungszustände und wirkt wie ein Nährboden für die verschiedensten neurotischen Fehlentwicklungen. Grundsätzlich kommen alle Anfallstypen gehäuft vor, nicht nur tetanische, sondern auch epileptische und vegetative [37, 39]. Epidemiologisch aufschlußreich ist, daß man Zeichen tetanischer Übererregbarkeit etwa bei 30% der Patienten mit vegetativer Labilität [50, 92], bei 70% aller Neurotiker [74, 84, 102] und bei rund 20% der Epileptiker findet (Literaturübersicht in [37]).

Das „Roulettspiel der Symtomatik“ [69] treibt die Patienten von Arzt zu Arzt und wohl kaum ein anderes Krankengut ist so über die verschiedensten Fachdisziplinen „verstreut“ wie die Tetaniker. Der Neurologe behandelt die Anfälle, der Psychologe die Neurosen, der Orthopäde die Gliederschmerzen, der Stomatologe die Zahnerkrankungen, der Internist die Herzschmerzen, der Hautarzt die Allergien, der Pädiater möglicherweise die Schulschwierigkeiten und Verhaltensstörungen der Kinder usw. — leider ist die durchgehende Synthese zu einem Syndrom immer noch recht selten.

Die oben erwähnte Einordnung der Tetanie in die Mineralstoffwechselstörungen hat sich durchaus noch nicht generell durchgesetzt. Rund zwei Drittel der Patienten neigen zu Attacken stark forcierter Atmung, zumeist verbunden mit starker Angst und Beklemmungsgefühlen, deren Ursache man sich bei normalen Herz- und Lungenbefunden lange Zeit nicht erklären konnte. Noch heute wird bei einem Großteil dieser Patienten die Diagnose „Atemneurose auf sexuellem Hintergrund“ gestellt, die Behandlung ist ausschließlich psychotherapeutisch [7, 64, 88]. Wir konnten indessen in vielschichtigen Untersuchungen nachweisen, daß es sich hier im wesentlichen ebenfalls um Mineralstoffwechselkranke handelt [39, 40, 41, 42, 46, 47]. Auf den Abbildungen 6 und 7 ist das Verhalten der Kalzium- und Magnesiumkonzentrationen im Serum bei unbehandelten Tetaniepatienten dargestellt. Bemerkenswert ist das im Vergleich zur Kontrollgruppe starke Abweichen der Konzentrationen in beide Richtungen (Normalwerte für Kalzium etwa 4,5—5,5 mval/l, für Magnesium etwa 1,4—2,1 mval/l (48)). Nach der üblichen Auftei-

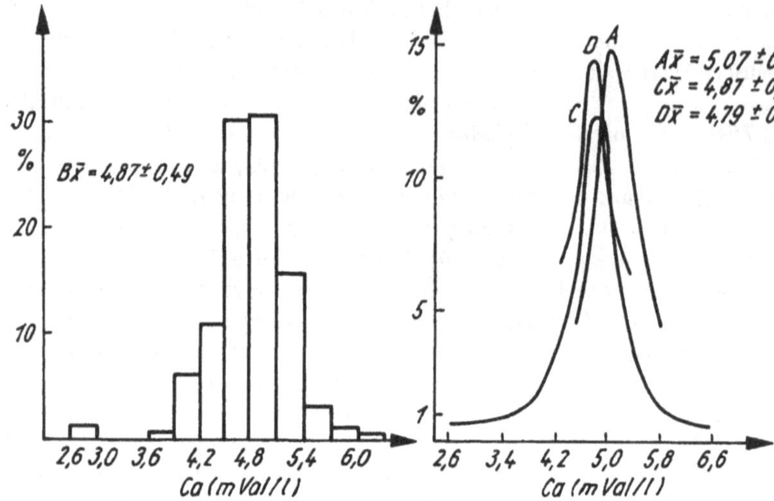

Abb. 6 Verhalten der Serumkalziumkonzentrationen bei 66 unbehandelten Tetaniepatienten (Methodik: Flammenphotometer). A — Kontrollgruppe, B — Gesamtgruppe der Tetaniker, C — sog. „unechte" Hyperventilationstetanien, D —sog. „echte" metabolische Formen ohne Hyperventilationssymptomatik [42].

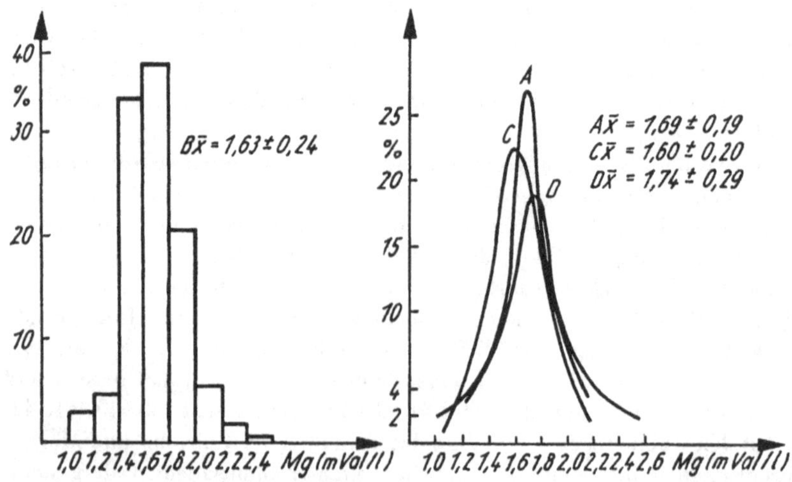

Abb. 7 Verhalten der Serummagnesiumkonzentrationen bei 70 unbehandelten Tetaniepatienten (Methodik: Atomabsorptionsspektralphotometrie). Gruppenbildung wie in Abb. 6.

lung in Hyperventilationstetanien (C) (sog. „unechte neurotische" Form) und „echte metabolische" Tetanien (D) ist ersichtlich, daß sich beide Gruppen hochsignifikant über das Serumkalzium von den Normalpersonen abtrennen lassen (C: $p < 0{,}025$; D: $p = 0{,}01$). Über das Serummagnesium konnten wir in dieser Studie nur die Hyperventilationstetanien von den Normalpersonen abgrenzen (C: $p < 0{,}01$). Über eine breite Palette klinischer, elektrophysiologischer (Elektromyogramm und Elektroenzephalogramm), psychodiagnostischer und psychometrischer Merkmale ließen sich zwischen beiden Tetaniegruppen statistisch keine wesentlichen Unterschiede sichern. Vielmehr zeigten die Hyperventilationstetanien im Vergleich mit den übrigen Patienten signifikant häufiger ein pathologisches Schlafbedürfnis (sog. funktionelle Hypersomnie) und sind dadurch in der Leistungsfähigkeit und Alltagsbewältigung eher noch mehr beeinträchtigt [46, 47].

Diese Ergebnisse haben nicht nur einen hohen theoretischen Wert für das Verständnis der Ätiopathogenese verschiedener Neuroseformen, sondern führen auch in der Praxis durch den kombinierten Einsatz mineralstoffwechselorientierter und psychotherapeutischer Maßnahmen zur Erhöhung der Effektivität in Prophylaxe und Therapie.

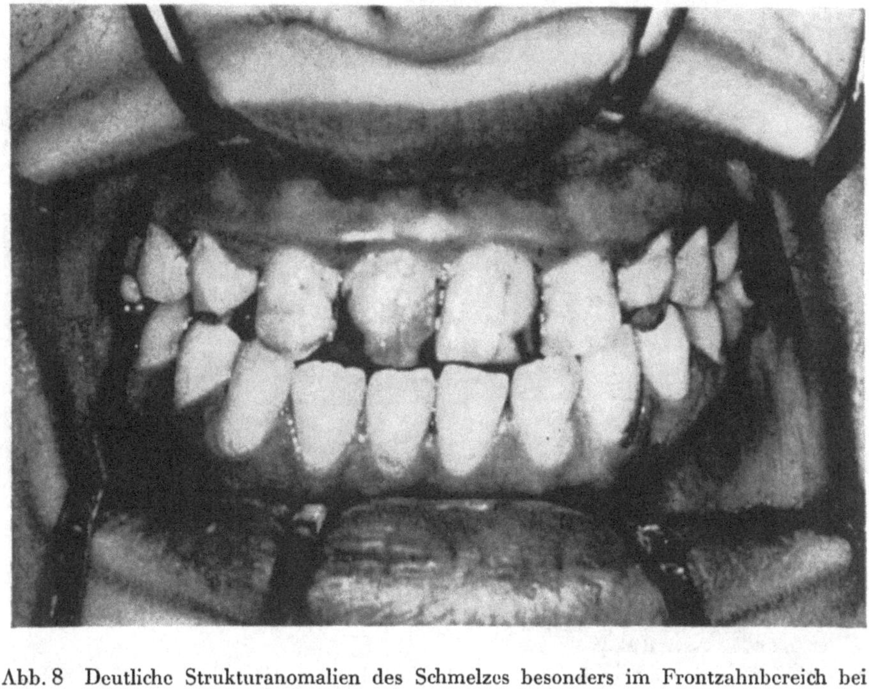

Abb. 8 Deutliche Strukturanomalien des Schmelzes besonders im Frontzahnbereich bei einer 24jährigen Patientin mit Hyperventilationstetanie.

Zum Abschluß dieser kurzen klinischen Ausführungen sollen noch stichpunktartig die Krankengeschichten von zwei Patientinnen vorgestellt werden:

A) 24jährige Patientin, als Kind an Rachitis erkrankt. Die erste Regelblutung mußte im 18. Lebensjahr durch Hormonabgaben ärztlich ausgelöst werden; seitdem periodisch gehäuftes Auftreten generalisierter tetanischer Anfälle mit Hyperventilationssymptomatik und verschiedene funktionelle Beschwerden. Über mehrere Jahre Therapieresistenz auf Vitamin D und Tachystin; Anfallsfreiheit und Milderung der vegetativen Beschwerden erst nach hochdosierter Zugabe von Magnesium (300—400 mg Mg/d). Laborwerte: Hypokalzämie (bis 3,1 mval/l), Hypomagnesiämie (bis 1,3 mval/l), Serumkalium normal (Abb. 8).

B) 39jährige Patientin, seit acht Jahren unterschiedlich schwere tetanische Anfälle mit Hyperventilationssymptomatik, Konzentrationsstörungen, depressiv gefärbte Erschöpfungszustände, unklare Oberbauchbeschwerden. Laborwerte: leichte Hypokaliämie (bis 3,9 mval/l), Tendenz zur Hyperkalzämie (5,6 mval/l), Serummagnesium normal. (s. Abb. 9).
Beide Kinder der Patientin waren wegen epileptischer Anfälle und Schulschwierigkeiten bei guter Intelligenz bereits seit Jahren in unserer Behandlung. Die Patientin ist unter Magnesiumtherapie (400—500 mg Mg/d) jetzt fast be-

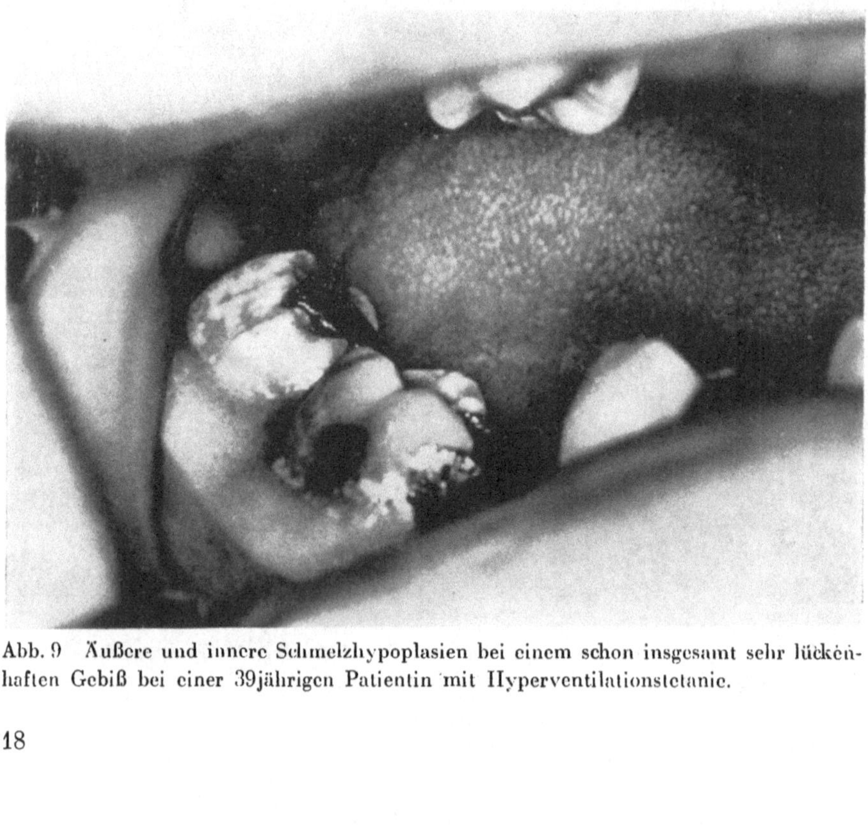

Abb. 9 Äußere und innere Schmelzhypoplasien bei einem schon insgesamt sehr lückenhaften Gebiß bei einer 39jährigen Patientin mit Hyperventilationstetanie.

schwerdefrei; bei den Kindern kam es nach Kombination der Antiepileptika mit Magnesiumgaben zum Sistieren der Anfälle und zur Verbesserung der schulischen Leistungen. Diagnostisch handelt es sich bei den Kindern um sog. Mischbilder zwischen Epilepsie und Tetanie („tetanoide Epilepsie"), in deren Verwandtschaft man oft „reine" Epilepsien und Tetanien findet.

Wenn jetzt fünf mögliche pathogene Umweltfaktoren besprochen werden, so geschieht das unter dem Blickwinkel, daß unter unseren heutigen Verhältnissen krankhafte Störungen der Kalzium-Magnesium-Homöostase nur bei ungünstiger Konstellation vielfältiger negativer endogener und exogener Faktoren zu erwarten sind. Das Dominieren eines pathogenen Faktors ist die Ausnahme. So gibt es im Rahmen der Vitamin-D-resistenten Rachitisformen ausgestanzte genetisch fixierte Defekte im Vitamin-D-Stoffwechsel [55]. Ein anderes Beispiel sind Überfunktionszustände der Nebenschilddrüsen durch hormonaktive Gewebsneubildungen.

Mangelhafte Kalzium- oder Magnesium- oder Vitamin-D-Zufuhr als alleinige Krankheitsursache ist unter unseren Bedingungen praktisch nicht möglich. Humanpathologisch relevant wird erst das Zusammentreffen mehrerer negativer Umweltfaktoren mit einer aus den verschiedensten Gründen nicht optimal funktionstüchtigen Regulation und Adaptation des Mineralhaushalts. Dabei erweist sich der weibliche Mineralstoffwechsel als besonders störanfällig, was wiederum die Gefahr der intrauterinen Schädigung des Kindes mit einschließt [43].

Bei der isolierten Betrachtung eines umschriebenen Regelkreises wie des Cholekalziferol-Parathyreoidea-Systems muß im Hintergrund auch immer der Gedanke wach bleiben, daß hier eine Herauslösung aus der unüberschaubar komplexen Verschaltung verschiedenster Regulationsebenen vom Organniveau über physiologische und neuroendokrine Regelkreise bis zu zellulären und subzellulären Fließgleichgewichten erfolgte, die in ihrer Gesamtheit wiederum in eine regional sehr unterschiedliche ökologische Kette eingebettet sind.

Auch haben gerade viele Störungen des Kalzium-Magnesium-Haushalts mit ihren unmittelbaren Auswirkungen auf neuronale und endokrine Prozesse einen typischen psychosomatischen Charakter, und die Vernachlässigung der einen oder der anderen Seite wäre ein Rückfall in mechanistisches Denken.

Ein ernährungsbedingter Kalziummangel als alleinige Krankheitsursache wurde bisher in der Humanmedizin noch nicht beschrieben [108]. Während man noch weltweit um die Größe einer ausreichenden Kalziumzufuhr diskutiert — die Empfehlungen schwanken zwischen 500 und 900 mg/d [18, 97] — zeichnet sich gerade in den Industrieländern ein Trend zur überhöhten Aufnahme ab [70, 110, 126]. Lediglich für ältere Menschen wird in jüngster Zeit im Rahmen der komplexen Prophylaxe und Therapie der Osteoporose eine hohe Zufuhr bis 1200 mg/d empfohlen, um so altersbedingt reduzierte Resorptionsprozesse im Darm und auch negative Umweltfaktoren wie mangelnde Sonnenexposition, körperliche Inaktivität u. a. auszugleichen [1, 63, 106].

Für das Vitamin D müssen die Umweltverhältnisse sehr differenziert betrachtet werden. Während sich in skandinavischen und nordamerikanischen Ländern die

Berichte über eine zu hohe orale Einnahme mehren [70, 91, 127], wurden für ausgewählte Bevölkerungsgruppen bei möglicherweise großen regionalen Unterschieden auch erniedrigte Serumkonzentrationen von aktiven Vitamin-D-Metaboliten gemessen, so bei weißrassigen Kindern und Adolesenten [22] und bei 33% schwangeren Frauen in England [138] und besonders verbreitet und ausgeprägt bei alten Menschen [9, 106, 123, 132].

Auch in dieser Frage liegt der ontogenetisch bedeutsamste Zeitabschnitt in der intrauterinen und frühkindlichen Entwicklung. In jüngsten englischen Arbeiten wurde nachgewiesen, daß Kinder mit neonatalen Tetanien signifikant schwerere Krankheitsverläufe haben und gröbere Zahndefekte aufweisen, wenn das letzte Schwangerschaftsdrittel in der lichtarmen Jahreszeit lag [27, 111]. Generell zeigt sich in unseren Breitengraden eine deutliche Abhängigkeit der Vitamin-D-Konzentrationen im Serum (25-OH-D) von der Jahreszeit [36, 99] (s. Abb. 10). Diese Jahresrhythmik zeigt eine inverse Korrelation zum Manifestationsgipfel tetanischer Erkrankungen im Frühjahr (s. Abb. 11). So wird die Bedeutung der Sonnenexposition als wichtiger „Gesundheitsfaktor" gerade unter den Bedingungen der Luftverschmutzung und Urbanisierung eindrucksvoll belegt. Andererseits halten diese

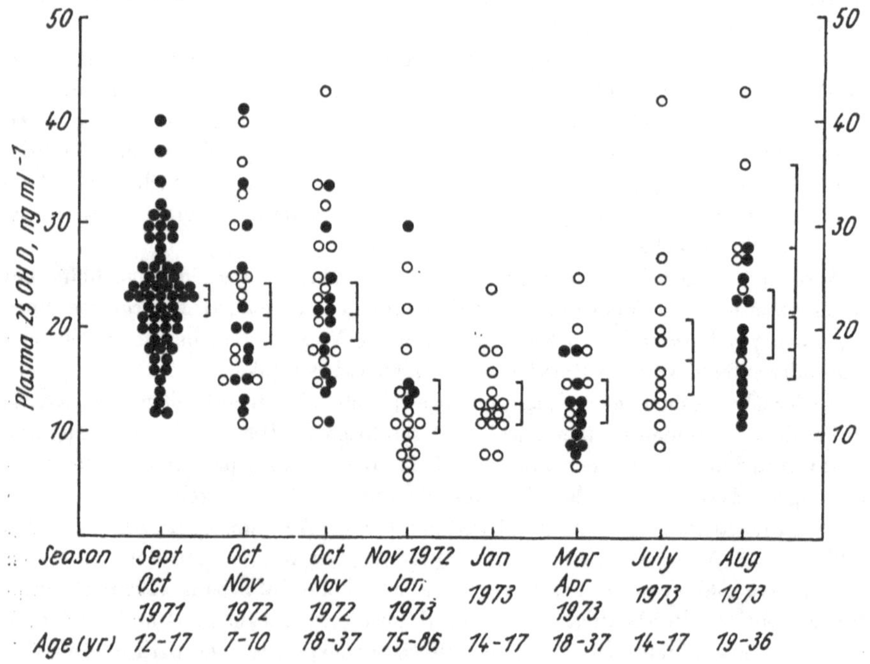

Abb. 10 25-Hydroxycholekalziferol-Konzentrationen im Serum von 198 weißrassigen Normalpersonen in England. Die Klammern bezeichnen die Durchschnittswerte und den 2 s-Bereich. ● — Männer, ○ — Frauen [131].

Ergebnisse dazu an, die Effektivität der generell erst nach der Entbindung einsetzenden Rachitisprophylaxe kritisch zu überprüfen [27, 111]. So wäre zumindestens für Risikogruppen eine differenzierte Beobachtung und Behandlung unter Einbeziehung des Magnesiums schon im Rahmen der Schwangerenfürsorge wünschenswert, zumal die Häufigkeit tetanischer Reaktionsbereitschaft bei Schwangeren mindestens mit 10% angesetzt werden kann [43, 44, 49].

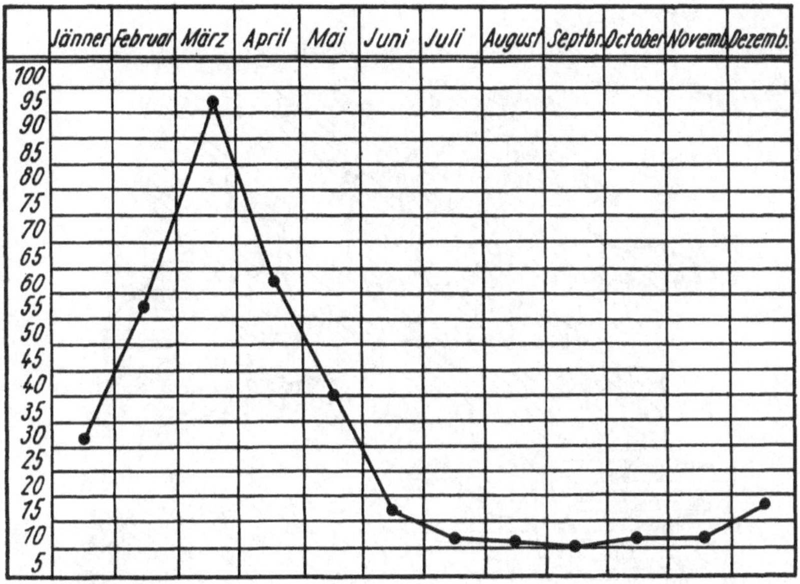

Abb. 11 „Uebersicht über die Aufnahmen von Tetaniekranken im allgemeinen Krankenhause in Wien vom Jahre 1880–1889. (Vom Jahre 1885 an sind die Fälle des Nervenambulatoriums mitgerechnet)". Erster statistischer Nachweis der Jahresrhythmik beim tetanischen Syndrom durch Frankl-Hochwarth [53].

Die Auswirkungen des in den letzten Jahrzehnten ständig abgesunkenen Magnesiumgehalts der Nahrung [31, 70, 126, 127] (weiterführende Literatur in [38]) auf den Gesundheitszustand der Bevölkerung müssen im Komplex mit den bereits genannten Umweltfaktoren gesehen werden. Die Empfehlungen für die tägliche Aufnahme liegen zwischen 200 und 600 mg, teilweise noch darüber, zumal die angestiegenen Kalzium-, Eiweiß- und Alkoholanteile der Nahrung negativ auf die Magnesiumbilanz einwirken [70, 126]. Durch die unzureichende Magnesiumdüngung in den letzten Jahrzehnten kam es stellenweise zur erheblichen Magnesiumverarmung der Böden [8]. Einen Überblick über die Magnesiumversorgung der Ackerböden der DDR zeigt die aus dem Institut für Pflanzenernährung Jena der Akademie der Landwirtschaftswissenschaften der DDR freundlicherweise zur Verfügung gestellte Karte in Abbildung 12. Der Magnesiumgehalt der wirtschafts-

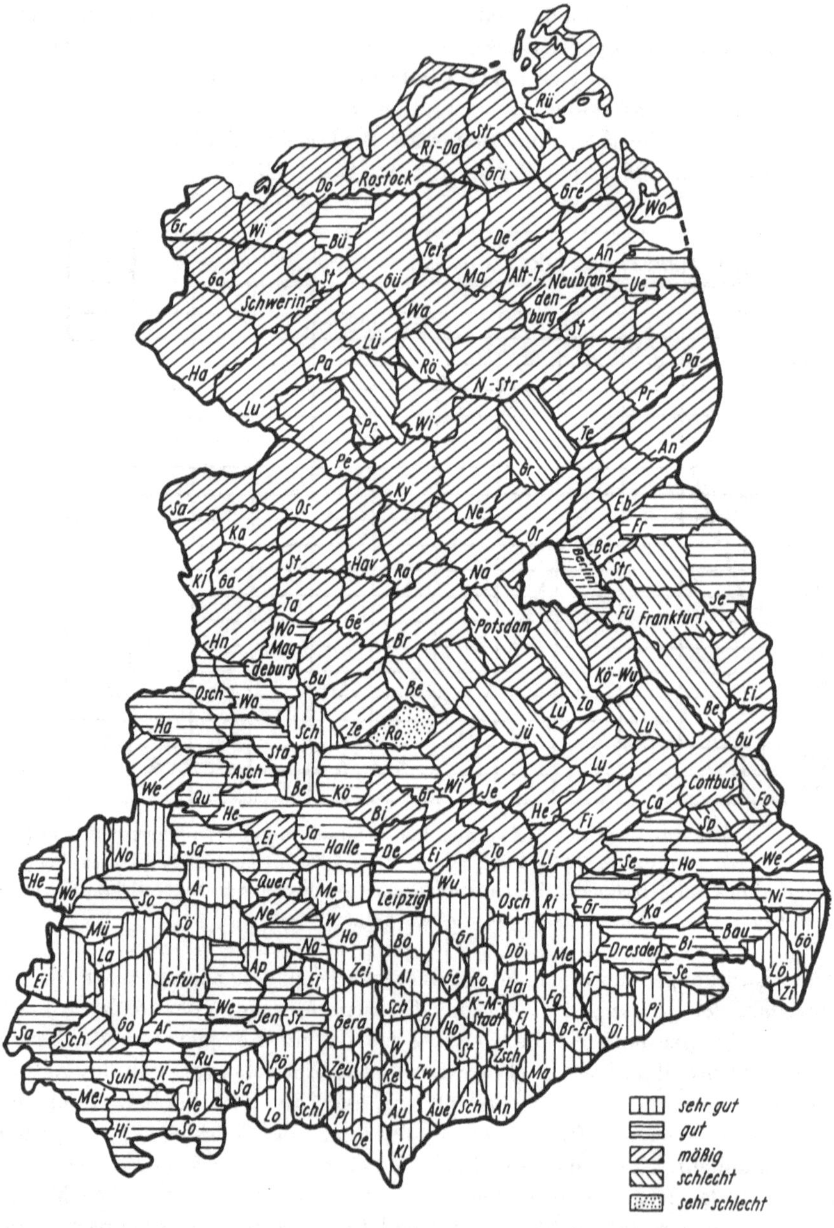

Abb. 12 Magnesiumversorgung der Ackerböden der DDR nach Abschluß des 5. Turnus 1973/74.

eigenen Futtermittel sank in den letzten 100 Jahren um 20–30% [5] und wurde so zu einem wesentlichen pathogenen Faktor für das Auftreten der Weidetetanie in den Rinderbeständen. Vor dem Wirksamwerden der hochdosierten Magnesiumprophylaxe führte diese Tierkrankheit bei einer regional und jahreszeitlich sehr unterschiedlichen Morbidität bis zu 2% und einer Sterblichkeit zwischen 20 und 40% zu hohen ökonomischen Verlusten [128].

Die Hauptkalorienträger der menschlichen Nahrung, Fett, Mehl und Zucker, enthalten kaum noch Magnesium; hohe Verluste entstehen durch die modernen Nahrungsmitteltechnologien [125]. Das erklärt die große Diskrepanz zwischen den angegebenen Magnesiumgehalten in den zumeist älteren Nahrungsmitteltabellen und den heutigen tatsächlich ermittelten Magnesiumanteilen (s. Tab. 2). Jüngste Untersuchungen bei Schwangeren in den USA ergaben eine durchschnittliche Magnesiumzufuhr von 200 mg [80], eine Tagesmenge, die übereinstimmend bereits als suboptimal angesehen wird (s. Abb. 13).

Tabelle 2
Analytisch ermittelte und nach Tabellenwerten berechnete Durchschnittswerte für den Magnesiumgehalt in Speisen (A) und Beispiele für Schwankungsbreiten der analysierten Magnesiumgehalte (B) nach BOGNAR 11

	mg Mg/100 g		Abweichungen des Mg-Gehaltes	
(A) Speisen	analysiert	berechnet	in mg Mg	in % a 100 g
Fleisch	11,5	10,3	+ 1,2	+ 6
Fisch	12,9	10,3	– 10,3	– 100
Gemüse	13,8	23,6	– 9,8	– 50
Kartoffeln	10,3	35,1	– 24,8	– 290
Reis	2,1	10,0	– 7,9	– 376
Eintopfgerichte	6,3	10,5	– 4,7	– 55
Durchschnittsessen Fleisch/Gemüse/ Kartoffeln	59,1	115,0	– 55,9	– 94

(B) Schwankungsbreiten analysierter Magnesiumgehalte in mg/100 g:

Fleischspeisen	7,2...32,9
Gemüsespeisen	3,6...25,7
Kartoffelspeisen	7,8...16,7
Eintopfgerichte	5,2...18,6

Die gegenseitige negative Beeinflussung zwischen Streßfaktoren und suboptimaler Magnesiumversorgung ist klinisch und experimentell gesichert [31]. Tetaniepatienten haben eine charakteristische Disposition zu ängstlich-schreckhaften Stimmungslagen, zu regelrechten Angstkrisen und angstgetönten Neurosen. Die psychischen

Phänomene können wiederum sekundär zur Verschlechterung der Stoffwechselsituation und Erhöhung der Anfallsfrequenz führen. In diesen Wechselbeziehungen liegen die Ansatzpunkte für die Psychotherapie, die zeitweise den ersten Platz im Behandlungsregime einnehmen kann.

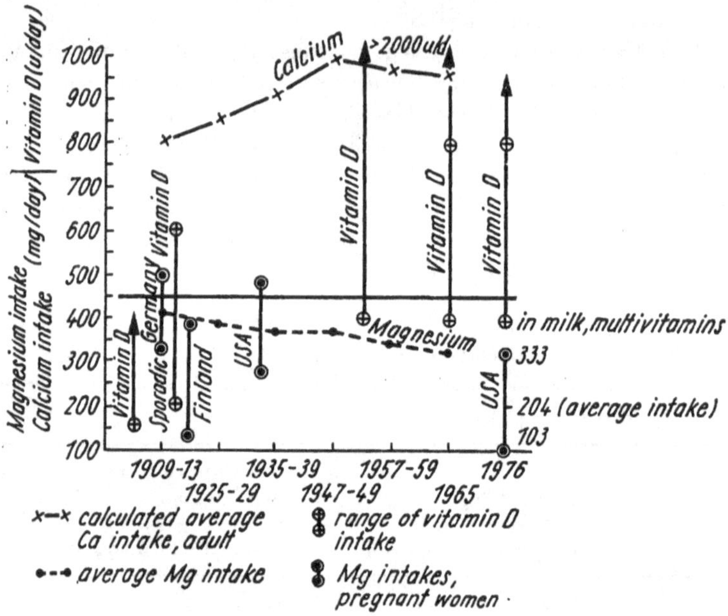

Abb. 13 Veränderungen in der Kalzium-, Vitamin-D- und Magnesiumzufuhr seit der Jahrhundertwende. Die Horizontale entspricht der empfohlenen Magnesiumzufuhr während der Schwangerschaft durch das Food and Nutrition Council, National Academy of Sciences, 1968 (USA) [127].

Tierexperimentell konnte bei suboptimaler Magnesiumversorgung eine erhöhte Streßanfälligkeit und gesteigerte Katecholaminausschüttung nachgewiesen werden [67, 75, 76]. Auch die Weidetetanie der Kühe wird in der Regel erst bei Hinzukommen von Streßfaktoren manifest [60].

Aus unseren Erfahrungen heraus kann schon jetzt eingeschätzt werden, daß dem Magnesium für einen großen Bevölkerungskreis durchaus ein streßprotektiver Effekt zugeschrieben werden kann.

Das Hauptanliegen dieses Vortrags war, die interdisziplinäre Aufmerksamkeit verstärkt auf einige Wechselbeziehungen zwischen veränderten Umweltfaktoren und Störungen des Kalzium-Magnesium-Stoffwechsels zu lenken. Dabei konnten viele hochinteressante Probleme — wie die Beziehungen zwischen Trinkwasserhärte und dem Vorkommen von Herzinfarkten — in der Kürze der Zeit nicht zur Sprache kommen.

Dennoch kann aus den wenigen hier dargelegten Fakten abgeleitet werden, daß dem lange Zeit vernachlässigten Magnesium im besprochenen Problemkreis eine zentrale pathogenetische Bedeutung beizumessen ist. Einerseits nimmt das Magnesium in der endogenen Regulation des Mineralhaushalts selbst ausgesprochene Schlüsselstellungen ein und andererseits hat sich gerade für dieses Element in den letzten Jahrzehnten eine ganze Reihe von Faktoren ungünstig auf die menschliche Ernährung ausgewirkt.

Aus humanmedizinischer Sicht sollte dem Mineralstoffwechsel von zwei Seiten her mehr Interesse entgegengebracht werden. Einmal geht es um die Verbesserung der Prophylaxe, Diagnostik und Therapie in der ärztlichen Praxis, um die Weiterentwicklung der interdisziplinären Zusammenarbeit, wobei das Hauptaugenmerk der schwangeren Frau gelten sollte. So gehört die Magnesiumbestimmung durchaus noch nicht zur Routine-Elektrolytdiagnostik in unseren Kliniken, und einige Bezirkskrankenhäuser verfügen noch nicht einmal über entsprechende apparative Möglichkeiten. Die Behandlung mit hochdosierten Magnesiumpräparaten ist nicht nur beim tetanischen Syndrom, sondern auch bei zahlreichen funktionellen und vegetativen Störungen, bei Erschöpfungszuständen und Angstneurosen, bei entzündlich-allergischer Disposition und Nierensteinleiden — um nur einen Teil des breit gefächerten Indikationsspektrums zu nennen — eine echte Bereicherung der prophylaktischen und therapeutischen Möglichkeiten. Dabei ist die Anwendung hochdosierter Magnesiumpräparate einfach, risikofrei (einzige Kontraindikation: Niereninsuffizienz) und ökonomisch, und insbesondere bei funktionellen Störungen erreicht man so eine Reduktion des Mißbrauchs an Tranquillizern, Schlaf- und Kopfschmerztabletten usw.

Auf der anderen Seite sollten die langfristigen Bemühungen der Agronomen, Ernährungshygieniker, Nahrungsmitteltechnologen u. a. „nichtmedizinischer" Fachdisziplinen stehen, deren Ziel die weitere Erforschung, Korrektur und günstige Beeinflussung der genannten negativen Umweltfaktoren sein sollte, wobei auch hier der verbesserten Magnesiumversorgung über die gesamte Nahrungskette ein zentraler Platz zukommt.

Literatur

[1] Albanese, A. A.: Calcium nutrition in the elderly Postgrad. Med. **63** (1978) 167.

[2] Anast, C. S.; Mohs, J. M.; Kaplan, S. L.; Burns, T. W.: Evidence for parathyroid failure in magnesium defiency. Science **177** (1972) 606.

[3] Anast, C. S.; Winnaker, J. L.; Forte, L. R.; Burns, T. W.: Impaired release of parathyroid hormone in magnesium deficiency J. Clin. Endocrinol. Metab. **42** (1976) 707.

[4] Arneil, G. C.: Nutritional rickets in children in Glasgow Proc. Nutr. Soc. **34** (1975) 101.

[5] Arzet, H. R.: Änderung des Kalium- und Magnesiumgehaltes einiger wirtschaftseigener Futtermittel in den letzten 100 Jahren. Landw. Forsch. **25** (1972) 266.

[6] Avčin, M.: The role of magnesium in the pathogenesis of rachitogenic tetany. Helv. Paed. Acta **14** (1959) 529.
[7] Bahner, F.: Krankheiten der Epithelkörperchen. In: Denning, H.: Lehrbuch der inneren Medizin, 8. neubearb. u. gestraffte Aufl., Stuttgart, Thieme-Verl. 1969, S. 366–371.
[8] Bergmann, W.; Witter, B.: Ein Überblick über die Magnesium-Versorgung der Ackerböden der DDR. In: [124], S. 9–20.
[9] Berthaux, P.; Laurent, M.; Beck, H.: Fréquence et causes de l'hypovitaminose D chez les personnes âgées à l'hospice. J. Internat. Vitaminol. **40** (1970) 489.
[10] Bhattacharyya, M.; De Luka, H. F.: Subcellular localisation of rat liver calciferol-25-hydroxylase. Arch. Biochem. Biophys. Acta **160** (1974) 58.
[11] Bognár, A.: Magnesiumgehalt in Fertigspeisen – Gegenüberstellung von Analysenergebnissen mit berechneten Werten. 2. Hohenheimer Magnesium-Symposium, Autoreferate, Univ. Hohenheim, 28./29. 9., S. 6–7.
[12] Buckle, R. M.; Care, A. D.; Cooper, L. W.; Gitelman, H. J.: The influence of plasma magnesium concentration on parathyroid hormone secretion. J. Endocrinol. **42** (1968) 529.
[13] Buckle, R. M.: Relation of serum PTH to serum Ca and Mg levels. Proc. Soc. Roy. Med. **63** (1970) 871.
[14] Care, A. D.; Sherwood, L. M.; Potts, J. D.; Aurbach, G. D.: A direct assessment of some factors which control parathyroid hormone secretion in the goat. J. Endocrinol. **33** (1965) 14.
[15] Chase, L. R.; Slatapolski, E.: Secretion and metabolic efficacy of parathyroid hormone in patients with severe hypomagnesemia. J. Clin. Endocrin. Metab., **38** (1974) 363.
[16] Christensson, T.: Hypercalcaemia in a health screening Stockholm: Dept. Med., Karolinska Istitutet at the Seraphiner Hospital 1975.
[17] Clark, I.: Effect of magnesium ions on calcium and phosphorus metabolism. Amer. J. Physiol. **214** (1968) 348.
[18] Clements, F. W.: Calcium metabolism. Med. J. Aust., 2 (1975) 94.
[19] Cockburn, F.; Brown, J. K.; Belton, N. R.; Forfar, J. O.: Neonatal convulsions associated with primary disturbance of calcium, phosphorus, and magnesium metabolism. Arch. Dis. Child., **48** (1973) 99.
[20] Coenegracht, J. M.; Houben, H. G. J.: Idiopathic hypomagnesemia with hypocalcemia in an adult. Clin. Chem. Acta **50** (1974) 349.
[21] Connor, T. B.; Toskles, P.; Mahaffey, J.; Martin, L. G.; Williams, J. G.; Walser, M.: Parathyroid function during chronic magnesium deficiency. Johns Hopkins Med. J., **131** (1972) 100.
[22] Cooke; W. T.; Asquith, P.; Ruck, N.; Melikian, V.; Swan, Ch. J.: Rickets, growth, and alkaline phosphatase in urban adolescent. Brit. Med. J. **2** (1974) 293.
[23] Copp, D. H.; Cameron, E. C.; Cheney, B. A.; Davidson, A. G. F.; Henze, K. G.: Evidence for Calcitonin. – A new hormone from the parathyroid that lowers blood calcium. Endocrinology **70** (1962) 638.
[24] Copp, D. H.: Endocrine regulation of calcium metabolism Ann. Rev. Physiol. **32** (1970) 61.
[25] David, L.; Chapius, M.-C.; Collombel, C.; Racle, B.; Racle, P.; François, R.: Etude du mécanisme pathogénique de l'hypocalcémie dans l'hypomagnésémie

primitive. Arch. Franç. Péd. **32** (1975) 803.

[26] De Luca, H. F.: Metabolism of vitamin D: current status Am. J. Clin. Nutr. **29** (1976) 1258.

[27] Dennis, J.: Neonatal convulsions: Aetiology, late neonatal status and long-term outcome. Develop. Med. Child. Neurol. **20** (1978) 143.

[28] Dunn, M. J.: Magnesium depletion in rhesus monkey: induction of magnesium-dependent hypocalcemia. Clin. Sci. **41** (1971) 333.

[29] Durlach, J.: Tetanie durch Magnesiummangel. Münch. Med. Wschr. **104** (1962) 57.

[30] Durlach, J.: Spasmophilie et déficit magnésique Paris, Masson & Cie., Ed. 1969.

[31] Durlach, J.: Aspects cliniques du déficit magnésique chronique. Vie médicale **6** (1977) 146.

[32] Elin, R. J.; Armstrong, W. D.; Singer: Body fluid eletrolyte composition of chronically magnesium-deficient and control rats. Am. J. Physiol. **220** (1971) 543.

[33] Estep, H.; Shaw, W. A.; Watlington, C.; Hobe, R.; Holland, W.; Tucker, S. G.: Hypocalcemia due to hypomagnesemia and reversible parathyroid hormone unresponsiveness. J. Clin. Endocrinol. Metab. **29** (1969) 842.

[34] Fang, M.; Rasmussen, H.; De Luca, H. F.; Yoong, R.: The influence of parathyroid hormone upon glutamate oxidation in isolated mitochondria. Biochem. Biophys. Res. Comm. **10** (1963) 260.

[35] Fang, M.; Rasmussen, H.: Parathyroid hormone and mitochondrial respiration. Endocrinology **75** (1964) 434.

[36] Gupta, M. M.; Round, J. M.; Stamp, T. C. P.: Spontaneous cure of vitamin-D-deficiency in Asians during summer in Britain Lancet **1** (1974) 586.

[37] Fehlinger, R.; Seidel, K.: Kritische Bemerkungen zum Begriff der Osteopathia antiepileptica. Psychiat. Neurol. med. Psychol. **28** (1976) 538.

[38] Fehlinger, R.; Seidel, K.: Zur humanbiologischen Bedeutung des Magnesiums unter besonderer Berücksichtigung der Ernährung. Dt. Ges.-wesen **32** (1977) 28.

[39] Fehlinger, R.: Probleme der Klassifizierung des tetanischen Syndroms. 1. Mitteilung: Beziehungen zwischen klinischen Merkmalen und Serumelektrolytkonzentrationen. Dt. Ges.-wesen **32** (1977) 547.

[40] Fehlinger, R.; Schulz, A.; Engel, E.; Peters, W.: Probleme der Klassifizierung des tetanischen Syndroms. 2. Mitteilung: Häufigkeit und Zeitpunkt des Auftretens repetitiver EMG-Potentiale unter Provokationsbedingungen. Dt. Ges.-wesen **32** (1977) 609.

[41] Fehlinger, R.; Franke, L.; Engel, E.; Schulz, A.: Probleme der Klassifizierung des tetanischen Syndroms. 3. Mitteilung: Das Verhalten der elektromyographischen Stimulationspotentiale unter Provokationsbedingungen bei verschiedenen Tetanieformen. Dt. Ges.-wesen **32** (1977) 745.

[42] Fehlinger, R.; Franke, L.; Glatzel, E.; Uebelhack, R.: Zum Verhalten der Serumkalzium- und -magnesiumkonzentrationen beim tetanischen Syndrom. Dt. Ges.-wesen **32** (1977) 802.

[43] Fehlinger, R.; Seidel, K.: Häufige trophische Störungen bei Abweichungen im Magnesium- und Kalziumstoffwechsel. Z. ärztl. Fortbild. **71** (1977) 861.

[44] Fehlinger, R.: Kalzium-Magnesium-Homöostase und tetanisches Syndrom. Z. ärztl. Fortbild. **72** (1978) 24.

[45] Fehlinger, R.; Littmann, E.: Ergebnisse klinischer, paraklinischer und testpsycho-

logischer Untersuchungen beim tetanischen Syndrom. 1. Mitteilung: Klinische Merkmale und Symptomatologie des tetanischen Syndroms. Dt. Ges.-wesen **33** (1978) 592.

[46] Fehlinger, R.; Littmann, E.; Michalik, M.: Ergebnisse klinischer, paraklinischer und testpsychologischer Untersuchungen beim tetanischen Syndrom. 2. Mitteilung: Ergebnisse der Kontingenzanalyse über klinische und paraklinische Variable. Dt. Ges.-wesen **33** (1978) 650.

[47] Fehlinger, R.; Littmann, E.: Ergebnisse klinischer, paraklinischer und testpsychologischer Untersuchungen beim tetanischen Syndrom. 3. Mitteilung: Ergebnisse testpsychologischer Untersuchungen. Dt. Ges.-wesen **33** (1978) 741.

[48] Fehlinger, R.: Zur Häufigkeit von pathologischen Kalzium- und Magnesiumkonzentrationen im Serum und von repetitiven EMG-Potentialen bei jungen Frauen. 1. Mitteilung: „Normabweichende" Kalzium- und Magnesiumkonzentrationen im Serum und deren diagnostische Wertigkeit. Dt. Ges.-wesen **33** (1977) 1019.

[49] Fehlinger, R.; Michalik, M.; Schulz, A.; Engel, E.; Rutkowski, M.: Zur Häufigkeit von pathologischen Kalzium- und Magnesiumkonzentrationen im Serum und von repetitiven EMG-Potentialen bei jungen Frauen. 2. Mitteilung: Zur Provozierbarkeit und diagnostischen Aussage repetitiver EMG-Potentiale. Dt. Ges.-wesen **33** (1978) 1075.

[50] Fehlinger, R.; Franke, L.; Kitzrow, W.; Scherer, H.; Seidel, K.: Eine komplexe Kur — wichtiger Bestandteil der Tetaniebehandlung. Z. Physiother. **32** (1980) 145.

[51] Flechter, R. F.; Henly, A. A.; Sammons, H. G.; Squire, J. R.: A case of magnesium deficiency following massive intestinal resection. Lancet **1** (1960) 522.

[52] Flury, W.: Klinische Bedeutung von Störungen des Vitamin-D-Stoffwechsels. Schweiz. med. Wschr. **108** (1978) 129.

[53] Frankl-Hochwarth, L. von: Die Tetanie. Berlin, Verl. August Hirschwald 1891.

[54] Fraser, D.; Koch, S. W.; Scriver, C. R.: Hyperparathyreoidism as the cause hyperaminaciduria and phosphaturia in human vitamin-D-deficiency. Pediat. Res. **1** (1967) 425.

[55] Fraser, D.; Koch, S. W.; Kind, H. P.; Holick, M. F.; Tanaka, Y.; De Luca, H. F.: Pathogenesis of hereditary vitamin-D-dependent rickets. New Engl. J. Med. **289** (1973) 817.

[56] Friedeman, M.; Hatcher, G.; Watson, L.: Primary hypomagnesemia with secondary hypocalcemia in an infant. Lancet **1** (1967) 703.

[57] Garabedian, M.; Tanaka, Y.; Holick, M. F.; De Luca, H. F.: Response of intestinal calcium transport and bone mobilisation to 1,25-dihydroxy vitamin D_3 in thyroparathyroid-ectomized rats. Endocrinology **94** (1974) 1022.

[58] Goldsmith, N. F.; Pace, N.; Baumberger, J. P.; Ury, H.: Magnesium and citrate during the menstrual cycle: effect of oral contraceptive on serum magnesium. Fertility Sterility **21** (1970) 292.

[59] Günther, T.: Stoffwechsel und Wirkungen des intrazellulären Magnesiums. J. Clin. Chem. Clin. Biochem. **15** (1977) 433.

[60] Gürtler, H.: Die Pathophysiologie und Klinik des Magnesiummangels beim landwirtschaftlichen Nutztier. In: [124], S. 53—66.

[61] Haddad, J. G. Jr.; Hahn, T. J.: Natural and synthetic sources of circulating 25-hydroxyvitamin D in man. Nature **244** (1973) 515.

[62] Hahn, T. J.; Chase, L. R.; Avioli, L. V.: Effect of magnesium depletion on respon-

siveness to parathyroid hormone in parathyroidectomized rats. J. Clin. Invest. **51** (1972) 886.

[63] Heaney, R. P.; Recker, R. R.; Saville, P. D.: Calcium balance and calcium requirements in middle aged women. Am. J. Clin. Nutr. **30** (1977) 1603.

[64] Hegglin, R.: Differentialdiagnose innerer Krankheiten. Stuttgart, Thieme Verl. 1963.

[65] Hellbrügge, Th.; Pechstein, J.: Rachitis-Prophylaxe. In: Handbuch der Kinderheilkunde, Bd. III, S. 769—815. Berlin-Heidelberg-New York, Springer-Verl. 1966.

[66] Hemingway, R. G.; Ritchie, N. S.: The importance of hypocalcemia in the development of hypomagnesaemic tetany. Proc. Nutr. Soc. **24** (1965) 54.

[67] Heroux, O.; Peter, D.; Heggveit, A.: Long-term effect of suboptimal dietary magnesium on magnesium and calcium content or organs, on cold tolerance and on life span, and its pathological consequences in rats. J. Nutr. **107** (1977) 1640.

[68] Hirschfelder, A. D.; Haury, V. G.: Clinical manifestations of high and low plasma magnesium. Dangers of Epsom salt pungation in nephritis. J. Amer. Med. Ass. **102** (1934) 1138.

[69] Holtmeier, H. J.: Das primäre und das sekundäre Magnesiummangelsyndrom. In: Heilmeier, L.; Holtmeier, H. J. (Hrsg.): Ernährungswissenschaften. 5. Symposium in Freiburg/Br. am 28. und 29. April 1967 der Deutschen Gesellschaft für Fortschritte auf dem Gebiet der Inneren Medizin. Stuttgart, Thieme Verl. 1968.

[70] Holtmeier, H. J.; Kuhn, M.: Zink- und Magnesiummangel beim Menschen. Therapiewoche **22** (1972) 4536.

[71] Homer, L.: Hypoparathyroidism requiring massive amounts of medication, with apparent response to magnesium sulfate J. Clin. Endocrinol. Metab. **21** (1961) 219.

[72] Horsting, M.; De Luca, H. F.: In vitro production of 25-hydroxycholecalciferol. Biochem. Biophys. Res. Commun. **36** (1969) 251.

[73] Hüther, W.: Magnesiumuntersuchungen bei gesunden und kranken Kindern. Mschr. Kinderheilk. **112** (1964) 16.

[74] Ionescu, I.; Constantinovici, L.; Draghici, A.; Popescu-Lomisani, A.; Osanu, H.: Electro-clinical correlation between latent tetany and neuroses. Electroencephalogr. clin. Neurophysiol. **30** (1971) 360.

[75] Ising, H.; Günther, T.; Merker, H. J., Haacke, M.; Parcell, J.: Bindegewebsvermehrung im Rattenherzen bei Lärmbelastung und Magnesiummangel. Zbl. Bakt. Hyg., I Abt. Orig. B **162** (1976) 550.

[76] Ising, H.: Kombinationsbelastung und Gesundheitsrisiko. Forum Städte Hygiene **28** (1977) 13.

[77] Ivanhoe, F.: Was Virchow right about Neandertal? Nature **227** (1970) 577.

[78] Jacobasch, G.; Syllm-Rapoport, I.; Wolf, K.; Müller, R.; Rymon, J.: Kohlenhydratstoffwechsel roter Blutzellen des Hundes im Magnesiummangel. Folia haemat. (Lpz.) **83** (1962) 416.

[79] Jesserer, H.: Prinzipien der Osteoporose-Therapie. Definition, Einleitung, Diagnose, Therapie. Fortschr. Med. **95** (1977) 466.

[80] Johnson, N. E.; Phillips, C. A.: Magnesium contents of diet of pregnant women. In: Magnesium in Health and Disease. Proceedings. Second International Symposium on Magnesium. ed. Canton, M.; Seelig, M. S. New York, Spectrum, forthcoming (zit. in [127]).

[81] Jones, K. H.; Fourman, P.: Effects of infusions of magnesium and calcium in

parathyroid insufficiency. Clin. Sci. **30** (1966) 139.

[82] Kleber, M.; Neidhardt, M.; Fehlinger, R.: Das tetanische Syndrom und seine Einwirkungen auf die Zahnhartsubstanz und den Zahnhalteapparat. 2. Mitteilung: Einige Untersuchungen. Dt. Stom. **27** (1977) 849.

[83] Klotz, H. P.; Tremolières, J. (ed.): L'insuffisance parathyroidienne et la tétanie chronique constitutionelle Paris: Expansion Scientifique Française 1962.

[84] Kotowicz, J.: Clinical and electrophysiological study on latent tetany. Neuropat. pol. **12** (1974) 153.

[85] Kruse, H. D.; Orent, E. R.; McCollum, E. V.: Studies on magnesium deficiency in animals. 1. Symptomatology resulting from magnesium deprivation. J. Biol. Chem. **96** (1932) 519.

[86] Larvor, P.; Girard, A.; Brochart, M.; Parodi, A.; Sevestra, J.: Étude de la carence expérimentale en magnésium chez le veau. I. Observations cliniques, biochemiques, et anatomo-pathologiques. Ann. Biol. Anim. Biochem. Biophys. **4** (1964) 345.

[87] L'Estrange, J. L.; Axford, R. F. E.: A study of magnesium and calcium metabolism in lactating ewes fed a semipurified diet low in magnesium. J. agric. Sci. Camb. **62** (1964) 353.

[88] Levy, J.; Massry, S. G.; Coburn, J. W.; Lach, F.; Kleeman, C. R.: Hypocalcemia in magnesium depleted dogs: Evidence for reduced responsiveness to parathyroid hormone and relative failure of parathyroid gland functions. Metabolism **23** (1974) 323.

[89] Lewis, B. J.: Chronic hyperventilation syndrome. J. Amer. Med. Ass. **155** (1954) 1204.

[90] Lifshitz, F.; Harrison, H. C.; Harrison, H. E.: Response to vitamin D of magnesium deficient rats. Proc. Soc. exp. Biol. N. Y. **125** (1967) 472.

[91] Lindén, V.: Vitamin D and myocardial infarction. Brit. Med. J. **3** (1974) 647.

[92] Lühr, K.: Die Tetanie als Regulationskrankheit. Z. ärztl. Fortb. **47** (1953) 27.

[93] Mac Intyre, I.; Boss, S.; Troughton, V. A.: Parathyroid hormone and magnesium. Nature **198** (1963) 1058.

[94] Mac Manus, J.; Heaton, F. W.: The effect of magnesium deficiency on calcium homeostasis in the rat. Clin. Sci. **36** (1969) 297.

[95] Mac Manus, J.; Heaton, F. W.: The influence of magnesium on calcium release from bone in vitro. Biochem. Biophys. Acta **215** (1970) 260.

[96] Mac Manus, J.; Heaton, F. W.; Lucas, P. W.: Decreased response to parathyroid hormone in magnesium deficiency. J. Endocrinol. **49** (1971) 253.

[97] Marshall, D. H.; Nordin, B. E. C.; Speed, R.: Calcium, phosphorus and magnesium requirement. Proc. Nutr. Soc. **35** (1976) 163.

[98] Matthies, H.: Der synaptische Komplex In: Biesold, D.; Matthies, H. (Hrsg.): Neurobiologie, S. 247—306. Jena, Fischer Verl. 1977.

[99] Mc Laughlin, M.; Raggat, R. P.; Fairney, A.; Brown, D. J.; Lester, E.; Wills, M. R.: Seasonal variations in serum 25-hydroxycholecaliferol in healthy people. Lancet **1** (1974) 536.

[100] Muldowney, F. P.; McKenna, T. J.; Kyle, L. H.; Freaney, R.; Swan, M.: Parathormone-like effect of magnesium replenishment in steatorrhea. New Engl. J. Med. **281** (1970) 61.

[101] Nayrac, P.: Magnésium et spasmophilie. Étude statistique, statique et dynamique

de la magnésiémie dans le tétanie latente normocalcémique. Lille méd. **11** (1966) 411.

[102] NEVŠIMAL, O.; ROTH, B.: Tetanie und Zentralnervensystem Berlin, VEB Verl. Volk und Gesundheit 1963.

[103] NORDIN, B. E. C.; MARSHALL, D. H.; PEACOCK, M.; ROBERTSON, W. G.: Plasma calcium homeostasis. In: Talmage, R. V.; Owen, M.; Parsons, J. A. (Ed.): Calcium-regulating hormones. Amsterdam: Excerpta medica 1975, S. 239.

[104] NORDIN, B. E. C.: Nutritional considerations. In: Nordin B. E. C. (Ed.): Calcium, phosphate and magnesium metabolism. Edinburgh and London: Churchille Livingston 1976, S. 1.

[105] NOTHMANN, M.: Tetanie. In: Bumke-Foerster, Handbuch der Neurologie, Bd. XV, S. 173—239. Berlin, Springer-Verl. 1937.

[106] OFFERMANN, G.; BIEHLE, G.: Vitamin-D-Mangel und Osteomalazie beim alten Menschen. Dtsch. med. Wschr. **103** (1978) 415.

[107] PATERSON, C. R.: Hypocalcemia: Differential dignosis and investigation. Ann. Clin. Biochem. **13** (1976) 578.

[108] PATERSON, C. R.: Calcium requirements in man — critical review. Postgrad. Med. J. **54** (1978) 244.

[109] PAUNIER, L.; RADDE, I. C.; KOOH, S. W.; CONEN, P. E.; FRASER, D.: Primary hypomagnesemia with secondary hypocalcemia in an infant. Pediatrics **41** (1968) 385.

[110] PETERSON, V. P.: Metabolic studies in clinical magnesium deficiency. Acta med. scand. **173** (1963) 285.

[111] PURVIS, R. J.; MAC CAY, G. S.; COCKBURN, F.; BARRIE, W. J. McK.; WILKINSON, E. M.; BELTON, N. R.: Enamel hypoplasia of the teeth associated with neonatal tetany: a manifestation of maternal vitamin-D-deficiency. Lancet **1** (1973) 811.

[112] RAISZ, L. G.; NIEMANN, I.: Effect of phosphate, calcium, and magnesium on bone resorption and hormonal responses in tissue culture. Endocrinology **85** (1969) 446.

[113] RAPADO, A.; CASTRILLO, J. M.; ARROYO, M.; TRABA, M. L.; CALLE, H.: Magnesium-deficient rickets — a clinical study. In: Norman, A. W.; Schaefer, K.; Grigoleit, H.-G.; Herrath, D. von; Ritz, E. (Ed.): Vitamin D and problems related to uremic bone disease Proceedings of the second workshop on vitamin D, Wiesbaden, West Germany, October 1974. Berlin (West), New York, Walter de Gruyster 1975, S. 453.

[114] RAPOPORT, S. M.: Medizinische Biochemie, 7. Aufl. Berlin, VEB Verl. Volk und Gesundheit 1977.

[115] RASMUSSEN, H.: Cell communication, calcium ion, and cyclic adenosine monophosphate. Science **170** (1970) 404.

[116] REDDY, C. R.; COBURN, J. W.; HARTENBOWER, D. L.; FRIEDLER, R. M.; BRICKMAN, A. S.; MASSRY, S. G.; JOWSEY, J.: Studies on mechanism of hypocalcemia of magnesium depletion. J. Clin. Invest. **52** (1973) 3000.

[117] REDDY, V.; SIVAKUMAR, B.: Magnesium-dependent vitamin-D-resistent rickets. Lancet **1** (1974) 963.

[118] REPKE, K.: Über den biochemischen Wirkungsmodus von Digitalis. Klin. Wschr. **42** (1964) 157.

[119] RÖSLER, A.; RABINOWITZ, D.: Magnesium-induced reversal of vitamin-D-resistance in hypoparathyroidism. Lancet **1** (1973) 803.

[120] ROSSELLE, N.: Le syndrome „tétanie hypomagnésémique“ Rev. Franç. Ét. Clin. Biol. **7** (1962) 63.

[121] RUDE, R. K.; OLDHAM, S. B.; SINGER, F. R.: Functional hypoparathyroidism and parathyroid end-organ resistance in human magnesium deficiency. Clin. Endocrinol. **5** (1976) 209.

[122] SALLIS, J. D.; DE LUCA, H. F.: Action of parathyroid hormone on mitochondria. Magnesium and phosphate-independent respiration. J. Biol. Chem. **241** (1966) 1122.

[123] SCHMIDT-GAYK, H.; WAHL, R.; JUNG, H. H.; GOOSEN, J.; RÖHER, H. D.: Vitamin-D-Mangel bei Schenkelhalsfrakturen Münch. Med. Wschr. **120** (1978) 1167.

[124] SCHNEIDER, H.; ANKE, M. (Bearbeitung): Magnesiumstoffwechsel: Colloquium über die Mg-Versorgung und den Mg-Stoffwechsel bei Mensch und Tier unter spezieller Berücksichtigung der Oxalatnephrolithiasis am 23. Mai 1975 in Jena. Wiss. Beiträge der Friedrich-Schiller-Universität Jena. Jena: Friedrich-Schiller-Universität 1976.

[125] SCHROEDER, H. A.; NASON, A. P.; TIPTON, I. H.: Essential metals in man: magnesium. J. Chron. Dis. **21** (1969) 815.

[126] SEELIG, M. S.: The requirement of magnesium by the normal adult. Summary and analysis of published data. Am. J. Clin. Nutr. **14** (1964) 342.

[127] SEELIG, M. S.: Magnesium deficiency with phosphate and vitamin-D excesses: Role in pediatric cardiovascular disease? Cardiovasc. Med. **3** (1978) 637.

[128] SEIDEL H.; GÜRTLER, H.: Weidetetanie. Jena, Fischer Verl. 1974.

[129] SHERWOOD, L. M.: Magnesium ion and parathyroid function. New. Engl. J. Med. **282** (1970) 752.

[130] SMITH, R. H.: Importance of magnesium in the control of plasma calcium in the calf. Nature **191** (1961) 181.

[131] STAMP, T. C. B.; ROUND, J. M.: Seasonal changes in human plasma levels of 25-hydroxy vitamin D. Nature **247** (1974) 563.

[132] STAMP, T. C. B.; EXTON-SMITH, A. N.; RICHENS, A.: Classical rickets and osteomalacia in Britain. Lancet **2** (1976) 308.

[133] SUH, S. M.; CSIMA, A.; FRASER, D.: Pathogenesis of hypocalcemia in magnesium depletion. J. Clin. Invest. **50** (1971) 2667.

[134] SUH, S. M.; TASHJIAN, A. H.; MATSUO, N.; PARKINSON, D. K.; FRASER, D.: Pathogenesis of hypocalcemia in primary hypomagnesemia. Normal end-organ resposiveness to parathyroid hormone, impaired parathyroid gland funktion. J. Clin. Invest. **52** (1973) 153.

[135] TALMAGE, R. V.: Morphological and physiological considerations in a new concept of calcium transport in bone. Am. J. Anat. **129** (1970) 467.

[136] TARGOVNIK, J. H.; RODMAN, J. S.; SHERWOOD, L. M.: Regulation of parathyroid hormone secretion in vivo: quantitative aspects of calcium and magnesium. Endocrinology **88** (1971) 1477.

[137] TURNER, T. L.; COCKBURN, F.; FORFAR, J. O.: Magnesium therapy in neonatal tetany. Lancet **1** (1977) 283.

[138] TURTON, C. W. G.; STANLEY, P.; STAMP, T. C. P.; MAXWELL, J. D.: Altered vitamin-D-metabolism in pregnancy. Lancet **1** (1977) 222.

[139] WALSER, M.: Magnesium metabolism. Rev. Physiol. Biochem. Exp. Pharm. **59** (1967) 185.

[140] Wernly, M.: Die klinischen Formen des primären Hyperparathyroidismus. Urol. int. (Basel) **19** (1965) 93.

[141] Winnacker, J. L.; Anast, C. S.: Vitamin D metabolism in magnesium and nutritional deficiency. American Endocrine Society Meeting, Atlanta, 12—14 June 1974, Abstract Nr. 248, A 179.

[142] Wong, H. B.; Teh, Y. F.: An association between serum-magnesium and tremor and convulsions in infants and children. Lancet **2** (1968) 18.

[143] Woodard, J. C.; Webster, P. D.; Carr, A. A.: Primary hypomagnesemia with secondary hypocalcemia, diarrhea and insensitivity to parathyroid hormone. Am. J. Dig. Dis. **17** (1972) 612.

[144] Zimet, P.; Breidahl, H. D.; Nayler, W. G.: Plasma ionized calcium in hypomagnesemia. Brit. Med. J. **1** (1968) 622.

Werner Bergmann

Magnesiumversorgung der Pflanzen sowie der Böden der DDR im Hinblick auf die Mg-Ernährung von Mensch und Tier

Die Ausführungen des vorangegangenen Vortrages von Fehlinger lassen erkennen, daß nicht nur in der Pflanzenernährung, Tierernährung und Veterinärmedizin, sondern auch in der Humanmedizin und Ernährung des Menschen der Grundsatz gilt: „Ohne Mineralstoffe ist kein Leben möglich, und ein gestörter Mineralstoffwechsel muß zwangsläufig zu einer Störung der Lebensvorgänge führen" [5].

Obwohl bereits J. v. Liebig schon 1840 Magnesium als lebensnotwendiges Element für ein optimales Wachstum der Pflanzen aufführte, wurde jedoch erst rund 80 Jahre später, in den 20er Jahren dieses Jahrhunderts, Mg-Mangel bei Pflanzen als solcher erkannt. Unter Praxisbedingungen war Mg-Mangel bis Ende der 30er Jahre nur wenig bekannt, und erst ab 1950/60 nahm mit steigendem Einsatz an NPK-Düngemitteln das Interesse der Landwirtschaft für Magnesium in verschiedenen europäischen und außereuropäischen Ländern zu, da Mg-Mangel immer häufiger auftrat, insbesondere auf den leichten und von Natur aus nährstoffärmeren Böden. Erhebliche Ertrags- und Qualitätsminderungen traten vor allem bei Kartoffeln und Getreide auf. Aber auch bei Zuckerrüben und anderen Pflanzen sowie bei Obst und Wein zeigten sich immer häufiger Mg-Mangelsymptome.

Für Tiere wurde Magnesium nach Miller et al. [20] 1926 erstmals als lebensnotwendig erkannt und zwar bei Mäusen. Schließlich wies 1930 Sjollema [24] in Holland auf den Zusammenhang zwischen der seit Jahren bekannten und in manchen landwirtschaflichen Betrieben sehr gefürchteten Gras- oder Weidetetanie der Rinder und einen zu niedrigen Serum-Mg-Gehalt der Rinder hin. Auch das Auftreten der Weidetetanie verstärkte sich erst ab 1950/60 in zahlreichen Ländern mit zunehmender Intensivierung der Grünlandwirtschaft, verbunden mit einem ständig steigenden Einsatz an NPK-Düngemitteln. Jährliche Verluste von mehreren Millionen in den jeweiligen Landeswährungen infolge von Leistungsminderungen und Tod der Tiere waren die Folge [9, 11, 17, 19, 25]. In den USA wurden Tetanieerkrankungen nach Miller et al. [20] zuerst bei Rindern beobachtet, die Grünweizenflächen abweideten. Wie aus Tabelle 2 zu ersehen ist, haben Gramineen besonders niedrige Mg-Gehalte.

In dem Vortrag von Fehlinger werden zahlreiche Erkrankungen des Menschen, die ebenfalls in den letzten Jahrzehnten zunehmende Bedeutung erlangt haben, mit einem gestörten Ca- und/oder Mg-Stoffwechsel in Verbindung gebracht. In

Ergänzung dazu ergeben sich aus der neueren medizinischen Literatur in zunehmendem Ausmaß Hinweise, daß noch bei weiteren Krankheiten, wie Thrombosen, Arteriosklerosen, Angina pectoris, vor allem aber bei einem Teil von Herzinfarkt- und Kreislauferkrankungen, ebenfalls mit einem gestörten Mg-Stoffwechsel zu rechnen ist [13, 14, 15, 22, 27]. Ein guter Überblick zur Frage des Magnesiummangels und dem Auftreten verschiedener Erkrankungen beim Menschen wird von Seelig und Bunge [23] in dem von Jones et al. [16] publizierten Sammelband „Magnesium in the environment — soils, crops, animal and man“ gegeben.

Mit dem zunehmenden Auftreten von Mg-Mangel bei Pflanzen mit mehr oder weniger ausgeprägten Ertrags- und Qualitätsminderungen sowie dem zunehmenden Auftreten und mit einer Unterversorgung an Magnesium in Verbindung gebrachten Krankheiten bei Tieren und Menschen seit der Mitte dieses Jahrhunderts erhebt sich zwangsläufig die Frage nach der Mg-Versorgung der als Nahrungs- und Futtermittel dienenden Pflanzen sowie der Böden, auf denen diese Pflanzen unter intensiven Produktionsbedingungen wachsen.

Obwohl, wie bereits erwähnt, seit langem bekannt war, daß Magnesium für ein optimales Pflanzenwachstum unentbehrlich ist und der Mg-Bedarf der Pflanzen im Durchschnitt in der Größenordnung des P-Entzuges liegt (Tab. 1), wurde im Gegensatz zur P-Düngung der Mg-Düngung der Pflanzen bis Anfang der 60er Jahre in den meisten Ländern und auch in der DDR noch nicht die notwendige Aufmerksamkeit geschenkt. Man vertrat die Meinung, daß nur auf sehr wenigen, von Natur aus nährstoffarmen Standorten mit Mg-Mangel zu rechnen wäre und daß dem Acker durch Stallmist und andere Düngemittel (Mg-haltige Kalke und K-

Tab. 1
Magnesium- und Phosphorentzug einiger wichtiger landwirtschaftlicher Kulturpflanzen (aus: Bergmann und Witter [6])

Fruchtart	Ernte in dt/ha	$\bar{x}$ Entzug in kg/ha Mg	P
Winterroggen	35 Korn 60 Stroh	9	21
Winterweizen	40 Korn 60 Stroh	10	21
Wintergerste	40 Korn 50 Stroh	8	16
Hafer	40 Korn 60 Stroh	9	22
Futtermais	400 Grünmasse	12	17
Winterraps	24 Korn 50 Stroh	12	26
Kartoffeln	300 Knollen 110 Kraut	22	25
Zuckerrüben	400 Rüben 270 Blatt	34	24
Futterrüben	800 Rüben 200 Blatt	39	26
Luzerne	100 Heu	18	33
Rotklee	100 Heu	36	26
Grünland	100 Heu	20	30
Markstammkohl	400 Grünmasse	30	35

Düngemittel, Mg-Phosphate, Thomasphosphat etc.) genügend Mg in Ergänzung zu dem aus dem Boden nachgelieferten Mg zugeführt würde.

Anfangs trat Mg-Mangel nahezu ausnahmslos auf leichten, versauerten Böden auf, weil auf diesen Böden Magnesium leicht ausgewaschen wurde und außerdem die H-Ionen die Mg-Aufnahme der Pflanzen antagonistisch beeinflußten. Durch Kalkung dieser Böden und Anhebung des pH-Wertes konnte man aufgetretenen Mg-Mangel zunächst auch beheben. Man glaubte daher, daß schon mit einer alleinigen Aufkalkung der Böden Mg-Mangel wirksam bekämpft werden könnte. Das führte Anfang der 60er Jahre auch in der DDR dazu, daß bei aufgetretenem Mg-Mangel in erster Linie nur gekalkt wurde. Einige Jahre nach der Kalkung mit Mg-freien Kalken trat jedoch der Mg-Mangel verstärkt auf. Die geringen Mg-Mengen der nur niedrig mit Mg versorgten Böden wurden durch die Kalkung zwar mobilisiert und die Mg-Aufnahme der Pflanzen durch die Neutralisierung der antagonistisch wirkenden H-Ionen begünstigt, damit aber auch Entzug und Auswaschung von Mg verstärkt. Auch durch steigende K-Düngergaben wurden die sorptiv gebundenen Mg-Ionen verstärkt vom Sorptionskomplex des Bodens verdrängt und unterlagen leichter der Auswaschung. Es zeigte sich auf diesen Böden immer mehr, daß Stallmist, Gülle sowie auch Mg-haltige P- und K-Düngemittel (zu niedrige Mg-Gehalte) nicht mehr ausreichten, die sich mit steigender Intensivierung der Pflanzenproduktion zunehmend bemerkbar machende negative Mg-Bilanz auszugleichen; denn je weiter die Spanne zwischen gedüngten und nicht gedüngten Pflanzennährstoffen wird, desto eher werden die nicht gedüngten Nährstoffe ins Minimum geraten (siehe Anm. 1). In den Bezirken der DDR mit vorwiegend leichten Diluvialböden wurden daher in den 60er Jahren von Jahr zu Jahr zunehmende Pflanzenschäden infolge von Mg-Mangel sowie Leistungsminderungen und Tierverluste auf Grund von Weidetetanie beobachtet.

Von Daetz [7, 8] für die drei Nordbezirke der DDR durchgeführte Mg-Bilanzierungen für die Jahre 1966 bis 1970 unter Berücksichtigung des Mg-Entzuges, der Mg-Auswaschung und der Mg-Düngung, meist in Form Mg-haltiger Kalke sowie P- und K-Düngemittel einschließlich der Zufuhr durch organische Düngemittel, ergaben ein durchschnittliches Mg-Defizit von 10 kg/ha und Jahr mit 17 kg/ha für den Bezirk Rostock, 12 kg/ha für den Bezirk Neubrandenburg und 2 kg/ha für den Bezirk Schwerin (niedriges Ertragsniveau und im Untersuchungszeitraum bereits erhöhte Mg-Düngung).

Hinsichtlich der Mg-Gehalte der als Futtermittel dienenden Pflanzen (Wiesenheu, Kartoffeln, Futterrüben) sind Untersuchungsergebnisse von Arzet [2] über die Veränderungen der K-, Mg- und Ca-Gehalte in den vergangenen 100 Jahren von großem Interesse. Wie aus der Abbildung 1 zu erkennen ist, haben die Mg-Gehalte der genannten Pflanzen im Zeitraum von 1860 bis 1960 bei steigenden K-Gehalten um 20 bis über 30% abgenommen. Das K/Mg-Verhältnis erhöhte sich dabei von den 20er Jahren an bis zur Gegenwart auf 150 bis über 200%. Auch bei in Rechnung stellen gewisser Analysenungenauigkeiten in früheren Jahrzehnten entsprechen diese Veränderungen durchaus den tatsächlichen Gegebenheiten auf Grund der steigenden NPK-Düngung bis in die 50er und 60er Jahre ohne gebührende Berücksichtigung der „Mg-Ersatz-Düngung“. Allerdings darf dabei nicht unerwähnt bleiben, daß bei einem gewissen Rückgang der Mg-Gehalte der Pflanzen, der bei Mensch und Tier bereits mit einer unzureichenden Mg-Ernährung verbunden sein kann, noch nicht von einer unzureichenden Versorgung der Pflanzen selbst mit Magnesium gesprochen werden kann, da viele Pflanzen, vor allem die Gramineen noch bei Mg-Gehalten optimal gedeihen, die für eine ausreichende Mg-Versorgung der Tiere bereits zu niedrig sind. Tetanie bei Rindern und Schafen trat daher auch zuerst bei intensiv genutzten reinen Gras- oder Ge-

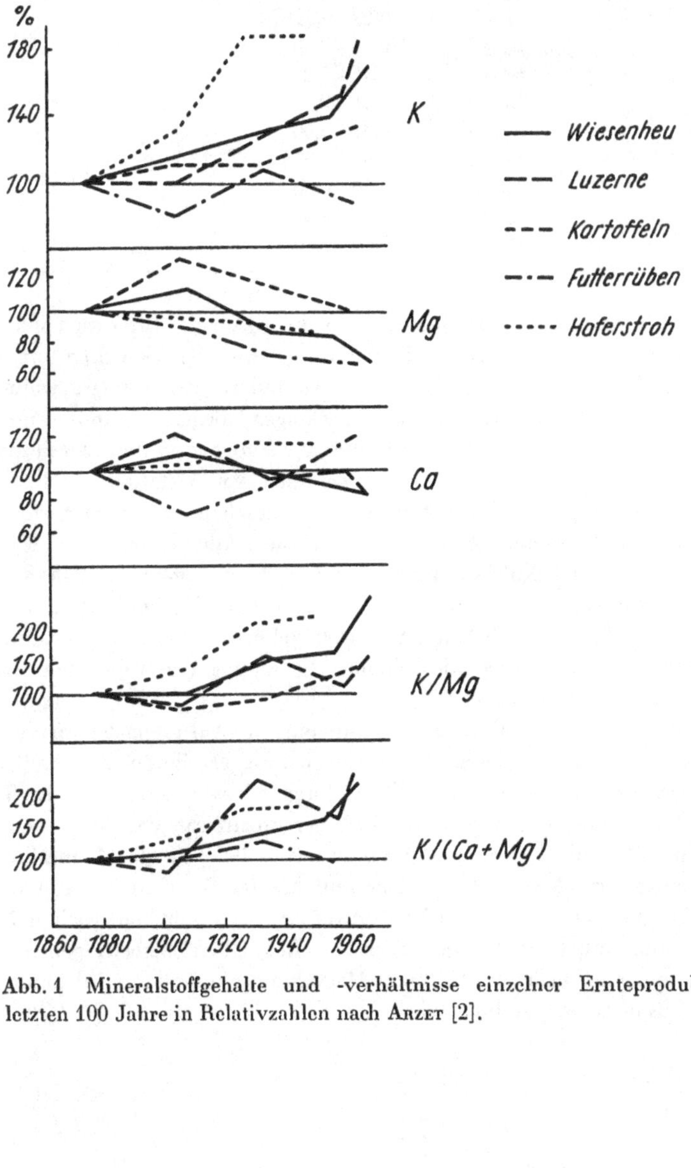

Abb. 1 Mineralstoffgehalte und -verhältnisse einzelner Ernteprodukte während der letzten 100 Jahre in Relativzahlen nach Arzet [2].

treideweiden auf. Einen Überblick über Mg-Gehalte von Gramineen, Leguminosen und Zuckerrübenblättern ohne Mg-Unterversorgung vermittelt Tabelle 2.

Tab. 2:
Mg-Gehalte von Gramineen, Leguminosen und Zuckerrübenblättern (zusammengestellt nach Angaben bei MAYR und KÜHN [18])

Pflanzenart		% Mg i. d. Tr. S.
Winterweizen	Sproß	0,08–0,18
Gerste	Sproß	0,12–0,25
Hafer	Sproß	0,13–0,22
Grünmais	Sproß	0,10–0,40
Wiesenschwingel	Sproß	0,15–0,20
Wiesenrispe	Sproß	0,10–0,20
Rotklee	Sproß	0,41–0,56
Weißklee	Sproß	0,42–0,51
Luzerne	Sproß	0,20–0,30
Erbsen	Sproß	0,46–0,50
Zuckerrübe	Blätter	0,20–1,00

Einen ähnlichen Rückgang der Mg-Gehalte, wie ihn ARZET [2] für Futterpflanzen nachgewiesen hat, darf man auch für die Nahrungsmittel der Menschen unterstellen. Hinzu kommt dabei allerdings, daß durch veränderte Ernährungsgewohnheiten (mehr Nahrungsmittel tierischer Herkunft, weniger Körnerleguminosen und Vollkornbrot usw.) sowie durch moderne Verfahren der Nahrungsmittelzubereitung (z. B. Blanchieren von Gemüse, verstärktes Ausmahlen von Getreide usw.) die Mg-Zufuhr mit der Nahrung beim Menschen insgesamt gesehen noch mehr zurückgegangen ist, obwohl andererseits der Mg-Bedarf bei steigender Eiweiß- und Kalziumernährung (Fleisch- und Milchprodukte, Eier) und zunehmendem Alkoholverbrauch nach HOLTMEIER [15] eigentlich zugenommen hat. Die im Vortrag von FEHLINGER aufgeführte Tabelle nach Untersuchungsergebnissen von BOGNÀR bestätigt dies und zeigt auch gleichzeitig die erhebliche Streuung der Mg-Gehalte in Speisen gleicher Art.

Es erscheint daher keineswegs abwegig, das zunehmende Auftreten der im Vortrag von FEHLINGER und der in diesem Diskussionsbeitrag erwähnten und häufig als „Zivilisationskrankheiten" bezeichneten Erkrankungen sowie die erhöhte Streßanfälligkeit bei Mensch und Tier u. a. auch mit einer unzureichenden Mg-Versorgung der Menschen über die Nahrung in Verbindung zu bringen, da Magnesium nicht nur bei Pflanzen, sondern auch bei Tier und Mensch im Eiweiß-, Kohlenhydrat-, Fett- und vor allem im Energiestoffwechsel eine sehr entscheidende Schlüsselstellung einnimmt. In zahlreichen Einzelarbeiten, Übersichtsbeiträgen und im Rahmen von immer häufiger abgehaltenen Magnesium-Symposien wird immer wieder auf diese Zusammenhänge hingewiesen [3, 4, 10, 13, 14, 15, 16, 23, 27].

Einen Überblick über den Mg-Gehalt von Gemüse, Früchten, Mehl und Kleie bei ausreichender Mg-Versorgung der Pflanzen vermittelt Tabelle 3.

Tab. 3:
Magnesiumgehalte in Gemüse, Früchten, Mehl und Kleie bei ausreichender Mg-Ernährung der Pflanzen (zusammengestellt nach Angaben bei Haeder und Mengel [12])

Pflanzenart	% Mg i. d. Tr. S.	Pflanzenart	% Mg i. d. Fr. S.
Spinat	0,50–0,63	Brombeeren	um 0,024
Schnittsalat	0,29–0,51	Himbeeren	um 0,023
Feldsalat	um 0,30	Erdbeeren	um 0,012
Kresse	0,31–0,37	Heidelbeeren	um 0,010
Gurken	0,28–0,41	Kirschen	um 0,014
Tomaten*	um 0,21	Pfirsich	um 0,011
Grünkohl	0,20–0,37	Pflaumen	um 0,011
Blumenkohl	um 0,23	Quitten	um 0,010
Sellerieknollen	0,16–0,36	Birnen	um 0,009
Radieschen	0,15–0,28	Äpfel	um 0,008
Beta-Rüben	0,22–0,26		
Wirsing	um 0,19	Haselnüsse	um 0,18**
Rotkohl	um 0,17	Paranüsse	um 0,32
Weißkohl	um 0,16	Bohnen	um 0,16
Kartoffeln	0,16–0,17	Schokolade	
Kartoffeln*	0,04–0,12	bitter	um 0,29
Erbsen*	um 0,10		
Getreidekorn	$\bar{x}$ um 0,12		
Weizen Mehlkörper	um 0,02		
Weizen Kleie	um 0,40		
Weizenkeime	0,27–0,40		

* nach Mayr und Kühn [18]　　** nach Angaben der Ernährungsforschung Schweiz

Im Gegensatz zum Futter der Tiere ist unter unseren Lebensbedingungen die menschliche Nahrung zu einem überwiegenden Anteil weniger ortsgebunden. Dies trifft aber in erster Linie nur für die Nahrungsmittel wie Mehl, Butter, Fette, Zucker, Käse und z. T. auch Fleisch zu, die kaum oder nur begrenzt an der Mg-Zufuhr über die Nahrung der Menschen beteiligt sind. Es erscheint daher durchaus von Interesse, zu wissen, wie es auch im Hinblick auf die menschliche Ernährung mit der Mg-Versorgung unserer Böden und damit auch der Pflanzen bestellt ist und ob zwischen der Mg-Versorgung der Böden, den Mg-Gehalten der Pflanzen und Nahrungsmittel sowie dem Auftreten der genannten Krankheiten irgendwelche, sich zumindest über einen Teil der Nahrungskette (mehr ortsgebundene Gemüseversorgung, Trinkwasser) auswirkende Beziehungen bestehen.

Auf Grund der seit Anfang der 60er Jahre aufgenommenen Untersuchungen über die „verfügbaren“ Mg-Gehalte der Böden der DDR durch den Agrochemimischen Untersuchungs- und Beratungsdienst (ACUB) des Institutes für Pflanzenernährung Jena der AdL der DDR soll nachfolgend an Hand der Angaben bei Bergmann und Witter [6] ein Überblick zu Veränderungen der Mg-Versorgung der Ackerböden der DDR gegeben werden.

Die Grünlandböden werden in diese Betrachtung nicht mit einbezogen, da ihre Einstufung in niedrig, mittel und hoch mit Mg versorgte Böden in der DDR im Gegensatz zu anderen Ländern nur unter dem Gesichtspunkt der Mg-Ertragswirksamkeit und nicht unter Berücksichtigung der für die Tierernährung ausreichenden Pflanzen-Mg-Gehalte erfolgt, die höhere Versorgungsgrenzwerte der „verfügbaren“ Boden-Mg-Gehalte erfordern. Um das mögliche Auftreten der Weidetetanie zu vermeiden, muß daher im Hinblick auf eine ausreichende Mg-Versorgung der Tiere die Pflanzenanalyse auf Magnesium und andere Komponenten zu Rate gezogen werden. In Gebieten mit bisher bekannt gewordener Tetaniegefährdung ist es daher unbedingt erforderlich (in anderen Gebieten sollten bei intensiver Grünlandwirtschaft mit hohen NPK-Düngergaben zumindest stichprobenartige Untersuchungen vorgenommen werden), das Futter, insbesondere das Weidefutter, rechtzeitig vor dem Auftrieb der Tiere auf den Mg-, K-, Ca-, Rohprotein- und wenn möglich auch P- und Na-Gehalt untersuchen zu lassen, um bei Bedarf Magnesium im Form von Mineralstoffgemischen (etwa 30 g Mg bzw. 50 g MgO pro Tier und Tag) zuzufüttern oder aber auch zu versuchen, durch Düngung mit Mg-haltigen Düngemitteln den Mg-Gehalt im Futter der Tiere anzuheben.

Nach Wilkinson et al. [26] spricht man von „Tetaniegras“, wenn mit großer

Tab. 4:
Beurteilung des Weidefutters in Holland im Hinblick auf seine Weideeignung nach Kemp und Rameau [21]

% K×% Rohprotein	Mg-Gehalte in % i. d. Tr. S. hoch keine Mg-Beifütterung erforderlich	mittel 50 g MgO/Tier und Tag füttern; Rauhfutter zusätzlich verabreichen	niedrig nicht weiden!! Zufütterung von MgO reicht nicht aus; warten bis K- und Proteingehalte niedriger
30	> 0,09	0,09–0,05	< 0,05
40	> 0,13	0,13–0,08	< 0,08
50	> 0,16	0,16–0,11	< 0,11
60	> 0,19	0,19–0,13	< 0,13
70	> 0,22	0,22–0,16	< 0,16
80	> 0,24	0,24–0,18	< 0,18
90	> 0,25	0,25–0,19	< 0,19

Das K : Mg-Verhältnis im Grünfutter der Tiere sollte möglichst $\leq$ 10 : 1 sein
Das K : (Ca + Mg)-Verhältnis auf Äquivalentbasis sollte maximal nur 1,8–2,2 betragen.

Wahrscheinlichkeit das Auftreten von Tetanie bei Wiederkäuern unter Streßbedingungen verschiedenster Art (hohe Milchleistung nach der Geburt von Kälbern, Erschrecken, Stoß, Schlag, Kälte usw.) erwartet werden kann. „Tetaniegras" ist nach den gleichen Autoren dadurch gekennzeichnet, daß es weniger als 0,19% Mg i. d. Tr. S. und mehr als 2,5% K aufweist, der K/(Ca + Mg)-Quotient auf Äquivalentbasis über 2,2 beträgt, ein hoher Gesamt-N-Gehalt sowie meist auch ein hoher P- und niedriger Na-Gehalt vorliegen. In Holland hat sich nach Angaben von Rameau [21] das 1962 von Kemp und Rameau in Vorschlag gebrachte und in Tabelle 4 aufgeführte Schema bei Berücksichtigung der K-, Mg- und Rohproteingehalte des Weidefutters zur Vermeidung der Weidetetanie gut bewährt.

Tab. 5:
Übersicht zur Magnesium-Versorgung der Böden der DDR auf Bezirksebene (aus: Bergmann und Witter [6] sowie für 1977/78 nach Angaben des ACUB des Institutes für Pflanzenernährung Jena der AdL der DDR vom 6. April 1979)

Bezirk	Mg-Versorgung des Ackerlandes der DDR Nährstoffnote 1977/78	In % der untersuchten Fläche im 5. Turnus hoch	mittel	niedrig	Einstufung nach Nährstoffnoten 1970/73 5.	Turnus 1966/70 4.	1961/65 3.
Rostock	44	15	70	15	50	45	54
Neubrandenburg	38	13	69	18	48	46	53
Schwerin	40	13	66	21	46	42	50
Potsdam	43	17	45	38	40	34	31
Frankfurt/Oder	51	24	50	26	49	36	39
Cottbus	55	25	48	27	49	32	38
Magdeburg	73	27	48	25	51	41	62
Halle	91	50	42	8	71	56	90
Erfurt	97	66	33	1	83	76	80
Gera	99	80	19	1	90	74	89
Suhl	89	50	46	4	73	67	70
Dresden	91	53	40	7	73	66	65
Leipzig	88	52	42	6	73	66	68
Karl-Marx-Stadt	99	94	6	0	97	87	70
Berlin	40	39	48	13	63	46	57
DDR	66	29	52	19	55	45	57

Nährstoff-Note = %-Anteil hoch versorgt + 1/2%-Anteil niedrig vers.
0– 20 = sehr schlecht
21– 40 = schlecht
41– 60 = mäßig
61– 80 = gut
81–100 = sehr gut

Bemerkenswert ist in Tabelle 4 der Hinweis, daß bei sehr niedrigen Mg- und meist hohen K- und Rohproteingehalten eine Mg-Zufütterung nicht mehr ausreichend ist, um gesichert das Auftreten von Weidetetanie zu vermeiden. Eine Bestätigung, daß Mg-Zufütterung in Form von Mineralstoffgemischen in bestimmten Fällen nicht immer ausreicht, Weidetetanie zu vermeiden, findet sich in Diskussionsbeiträgen anläßlich des Jenaer Magnesium-Stoffwechsel-Symposiums [1].

Die Karte im Beitrag von FEHLINGER vermittelt eine Übersicht über die Mg-Versorgung der Böden der DDR auf Kreisebene nach Nährstoffnoten (Erläuterung siehe Tab. 5) nach Abschluß des 6. Turnus der systematischen Bodenuntersuchung der DDR 1977. Aus der in diesem Beitrag aufgeführten Tabelle 5 ist ersichtlich, daß nach den Ergebnissen des 5. Turnus der systematischen Bodenuntersuchung in den Jahren 1970/73 in den Bezirken Schwerin, Potsdam, Frankfurt/Oder, Cottbus und Magdeburg noch rund ein Viertel und mehr der Ackerböden niedrig mit Mg versorgt ist. Auf diesen Standorten sind nach DAETZ et al. [8] für mehrere Jahre zusätzlich zum Mg-Entzug der Pflanzen Mg-Düngergaben von 40—50 kg/ha Mg erforderlich, um neben einer ausreichenden Mg-Versorgung der Pflanzen auch eine Anhebung der „verfügbaren" Boden-Mg-Gehalte zu erreichen. Dazu kommt, daß 50% und mehr der Ackerböden der genannten Bezirke nur über mittlere Mg-Gehalte verfügen, wo jährlich oder in periodischen Abständen zumindest eine dem Entzug entsprechende Mg-Düngung mit bilanziert werden muß. Je nach Ertragsniveau sowie angebauten Fruchtarten sollten die Mg-Düngergaben auf diesen Standorten unter Einbeziehung der Mg-Mengen in organischen Düngemitteln und Ernterückständen 20 kg/ha (Getreide, Raps) bis 40—50 kg/ha Mg (Feldgemüse, Kartoffeln, Mais, Rüben) betragen. Bei einer hohen K-Versorgung der Böden bzw. bei hohen K-Düngergaben sollten stets die etwas höheren Gaben verabfolgt werden.

Auch die Bezirke Rostock, Neubrandenburg und Berlin verfügen über einen hohen Anteil mittel und niedrig mit Mg versorgter Böden.

In den südlichen Bezirken der DDR mit vorwiegend lehmigen und tonreicheren Böden ist dagegen die Mg-Versorgung der Böden wesentlich besser. Über niedrige „pflanzenverfügbare" Mg-Gehalte verfügte im 5. Turnus nur ein geringer Anteil der Ackerböden (0...8%), während je nach Bezirk 50% (Halle) bis 94% (Karl-Marx-Stadt) der Ackerböden eine hohe Mg-Versorgung aufweisen. Das besagt allerdings nicht, daß es bei einer weiteren Aufgliederung der Bodenuntersuchungsergebnisse auf Kreis-, LPG- bzw. KAP-Ebene nicht auch in diesen Bezirken örtlich begrenzte Standorte mit weniger guter Mg-Versorgung gibt. So liegen z. B. in einigen Bezirken mit hohen Mg-Noten (Erklärung s. Tab. 5) einige Kreise in einem mehr oder weniger niedrigeren Bereich, wie die in Tabelle 6 aufgeführten Nährstoffnoten für einige Bezirke und Kreise erkennen lassen.

Interessant ist jedoch vor allem die Entwicklung der Mg-Versorgung der Ackerböden vom 3. (1961/65) zum 5. (1970/73) Turnus der systematischen Bodenuntersuchung sowie zu den Ergebnissen der Mg-Bodenuntersuchung für das Düngungsjahr 1977/78 an Hand der in Tabelle 5 aufgeführten Nährstoffnoten (Erläute-

Tab. 6:
Vergleich der Magnesium-Nährstoffnoten des 4. und 5. Turnus einiger Kreise mit Magnesium-Nährstoffnoten der Bezirke (aus: BERGMANN und WITTER [6])

Bezirk	Turnus 4.	5.	Kreis	Turnus 4.	5.
Dresden	66	73	Kamenz	52	60
			Niesky	62	63
Leipzig	66	73	Delitzsch	50	56
			Eilenburg	55	52
			Torgau	60	58
Suhl	67	73	Schmalkalden	60	60
			Suhl	67	65
Erfurt	76	83	Arnstadt	60	63
Halle	56	71	Hettstedt	47	61
			Nebra	37	58
			Roßlau	18	20
			Wittenberg	31	54
Magdeburg	41	51	Kalbe	23	42
			Salzwedel	21	41
			Stendal	28	42
			Zerbst	39	47

rung siehe Tab. 5). Danach verschlechterte sich im 4. Turnus (1966/70) in den Bezirken Rostock, Schwerin, Neubrandenburg, Frankfurt/Oder, Cottbus, Magdeburg, Halle, Erfurt, Gera, Suhl und Berlin die Mg-Versorgung der Ackerböden z. T. erheblich. Im Bezirk Potsdam, mit sehr niedriger Versorgung, sowie in den Bezirken Dresden und Leipzig änderte sich in diesem Zeitraum kaum etwas, während im Bezirk Karl-Marx-Stadt mit einer bereits guten Mg-Versorgung der Böden im dritten Turnus noch eine weitere Verbesserung eintrat.

Bis auf die Bezirke Rostock, Neubrandenburg und Schwerin mit nur geringen positiven Veränderungen, konnte im Verlauf des 5. Turnus (1970/71) in allen anderen Bezirken eine merkbare Verbesserung der Mg-Versorgung der Ackerböden nachgewiesen werden, besonders in den südlichen Bezirken der DDR. In den Bezirken Rostock, Neubrandenburg, Schwerin, Magdeburg und Halle reichte die Mg-Zufuhr über die Düngung jedoch nicht aus, um den während des 3. Turnus ermittelten Mg-Versorgungszustand der Ackerböden wieder zu erreichen. In manchen Kreisen, wie z. B. in den in Tabelle 7 aufgeführten 9 Kreisen der drei Nordbezirke der DDR, trat keinerlei Änderung ein bzw. ergab sich eine weitere Verschlechterung der Mg-Versorgung der Ackerbsöden z. T. erheblich, wie im Kreis Röbel.

Während sich in den Folgejahren bis 1977/78 in den Südbezirken der DDR ab Magdeburg (Tab. 5) eine weitere, z. T. erhebliche Verbesserung der Mg-Versorgung der Ackerböden abzeichnet, fällt auf, daß sich die im Durchschnitt nur mäßige Mg-Versorgung der Ackerböden der Bezirke Potsdam, Frankfurt/Oder und

Tabelle 7
Veränderung der Mg-Noten als Gradmesser der Mg-Versorgung der Ackerböden von 1961 bis 1979/73 in einigen Kreisen der Nordbezirke der DDR (aus: BERGMANN und WITTER [6])

Kreis	Nährstoffnoten		
		Turnus	
	1961/65	1966/70	1970/73
	3.	4.	5.
Grimmen	52	45	37
Rügen	57	51	51
Wolgast	56	44	42
Güstrow	50	46	41
Hagenow	51	44	45
Parchim	46	41	36
Anklam	55	48	44
Demmin	51	44	41
Röbel	50	44	25

Cottbus nicht bzw. nur unwesentlich verändert hat und daß sich die Mg-Versorgung der Ackerböden in den drei Nordbezirken Rostock, Neubrandenburg und Schwerin sowie in Berlin im Vergleich zu den Jahren 1970/73 sogar wieder merkbar verschlechtert hat. Und wie die in Tabelle 8 aufgeführten Beispiele zur Mg-Versorgung der Ackerböden einiger landwirtschaftlicher Betriebe der mittleren Bezirke der DDR zeigen, gibt es gegenwärtig neben Betrieben mit sehr guter bzw. hoher Mg-Versorgung der Ackerböden doch auch noch verschiedene Betriebe mit niedriger bzw. sehr schlechter Mg- Versorgung der Böden. Diese Feststellungen sollten Anlaß für eine rasche und dringend notwendige Einleitung von Maßnahmen sein (erhöhte Mg-Düngergaben; Umverteilung und, falls erforderlich, auch Erhöhung der Mg-Düngerkontingente), um in den Nordbezirken der DDR und in den Betrieben mit nur niedriger Mg-Versorgung der Böden kurzfristig in den nächsten Jahren die Mg-Versorgung aller Böden zu verbessern.

Nach Angaben des VEB Agrochemichandel Berlin wurden in den Jahren 1966--1970 durch Mg-haltige K- und P-Düngemittel und vor allem durch (Mg-haltige Kalke (z. B. Kamsdorfer Mergel und verschiedene Mg-Branntkalke) den Böden der DDR (Acker- und Grünland) pro Jahr rund 90 000 t Mg zugeführt; bei rund 6 Mill. ha landw. Nutzfläche (LN) entsprechend 15 kg/ha Mg. Diese Mengen reichten unter Bezugnahme auf die Ergebnisse des 4. Turnus (1966/70) der Bodenuntersuchung jedoch nicht aus, den Mg-Status der Böden in diesen Jahren zu erhalten bzw. zu verbessern. Rund 1,25 Mill. ha niedrig mit Mg versorgter Ackerböden waren im 4. Turnus das Ergebnis. Hinzu kamen rund 2 Mill. ha mit mittlerer Versorgung, die eine jährliche bzw. periodisch verabfolgte Mg-Düngung unter Berücksichtigung von Entzug und Auswaschung erfordern.

Tabelle 8

Einige Beispiele von Landwirtschaftsbetrieben mit noch sehr niedriger und mit hoher Mg-Versorgung der Ackerböden (nach Angaben des ACUB des Institutes für Pflanzenernährung Jena der AdL der DDR vom 26. 7. 1978)

Betrieb	Kreis	Mg-Versorgung der Ackerböden in % der untersuchten			Nährstoffnote*
		hoch	mittel	niedrig	
1. Betriebe mit niedriger Mg-Versorgung der Ackerböden:					
KAP Prötzel	Strausberg	0	15	85	7
LPG P Strausberg	Strausberg	0	20	80	10
KAP Mittenwalde	Königs Wusterh.	6	31	63	21
KAP Friedersdorf	Königs Wusterh.	1	27	72	15
LPG Schmerwitz	Belzig	0	21	79	11
LPG Niemegk	Belzig	5	17	78	14
LPG P Blönsdorf	Jüterbog	0	23	77	12
KAP Berlin	Berlin	16	43	41	38
2. Betriebe mit hoher Mg-Versorgung:					
LPG Eichenwerder	Bad Freienw.	100	0	0	100
LPG P Zechin	Seelow	100	0	0	100
LPG P Gorgast	Seelow	100	0	0	100
LPG P Golzow	Seelow	98	2	0	99
KAP Liebenwalde	Oranienburg	61	38	1	80
KAP Neuholland	Oranienburg	85	15	0	93
KAP Eichstädt	Oranienburg	35	57	8	64
KAP Nauen	Nauen	50	50	0	75

* Erläuterung siehe Tab. 5

Ein Grund für das weitere Absinken der Mg-Versorgung der Böden im Verlauf des 4. Turnus muß, abgesehen von erhöhten Niederschlägen in diesem Zeitraum [7], vor allem darin gesehen werden, daß die Mg-haltigen Düngemittel nicht immer bzw. ausschließlich auf die Mg-bedürftigen Flächen ausgebracht worden sind und daß durch eine hohe Mg-Zufuhr/ha mit Mg-haltigen Kalken eine sehr ungleichmäßige Mg-Verteilung hinsichtlich der insgesamt zu berücksichtigenden bilanzierten Mg-bedürftigen Flächen erfolgte. Auch der in den 60er Jahren erfolgte verstärkte Einsatz an NPK-Düngemitteln, verbunden mit steigenden Erträgen und damit auch erhöhten Nährstoffentzügen mag zur Verschlechterung der Mg-Versorgung der Böden beigetragen haben. Nach den Zahlenangaben in Tabelle 9 läßt sich nachweisen, daß auch im Verlauf des 5. Turnus (1970/73) die mit den zur Verfügung gestellten Mineraldüngemitteln verabfolgten Mg-Mengen keineswegs zielgerichtet nur auf Mg-bedürftige Flächen ausgebracht worden sind, bzw. daß die Mg-haltigen Düngemittel vorwiegend auf die Bezirke mit niedrigen Mg-Noten verteilt wurden (vergl. Tab. 5 und 9). So fällt z. B. auf (Tab. 9), daß die

Tabelle 9

Magnesiumzuteilung der Bezirke der DDR in t Mg mit Phosphor- und Kaliumdüngemitteln sowie Düngekalken in den Jahren 1972 bis 1978 nach Angaben des VEB Agrochemiehandel Berlin vom 3. April 1979

Bezirk	1972	1973	1974	1975	1976	1977	1978
Rostock	5 704	5 949	6 995	7 482	10 255	8 645	9 632
Neubrandenburg	6 356	7 884	10 443	10 526	13 225	12 271	13 052
Schwerin	6 215	6 780	8 559	10 295	12 374	12 306	13 192
Potsdam	12 788	10 867	11 363	11 412	15 039	14 713	14 715
Frankfurt/Oder	6 250	5 352	5 901	5 494	6 805	6 762	7 871
Cottbus	8 751	8 505	8 082	8 286	11 800	13 472	12 713
Magdeburg	9 784	8 900	8 347	8 682	8 259	9 534	9 192
Halle	4 670	4 906	5 322	4 904	5 103	4 339	3 769
Erfurt	1 976	1 938	2 941	3 048	1 081	936	821
Gera	7 172	7 129	5 187	5 307	3 494	3 895	3 389
Suhl	3 969	3 248	2 733	3 534	882	734	843
Dresden	10 688	9 972	9 762	11 589	8 412	8 033	8 471
Leipzig	10 534	10 215	9 641	10 434	11 054	6 392	12 753
Karl-Marx-Stadt	9 370	9 179	8 417	7 467	3 072	2 714	1 841
Berlin	900	943	149	110	383	366	301
DDR	105 123	101 767	103 842	108 540	111 238	105 112	112 555

DDR 1966–1970 = $\bar{x}$ 90 000 t Mg
1980 = 160 840 t Mg

Bezirke mit einer einigermaßen guten Mg-Versorgung der Ackerböden zusätzlich hohe bis sehr hohe Mg-Zuteilungen (Dresden, Leipzig, Karl-Marx-Stadt), vorwiegend in Form Mg-haltiger Kalke, erhielten, die sicher in den Nordbezirken besser zur Geltung gekommen wären.

Bei den rund 4 500 000 ha Ackerland der DDR waren nach den Ergebnissen des 5. Turnus der Bodenuntersuchung immer noch etwa 855 000 ha niedrig mit Mg versorgt. Gegenüber dem 4. Turnus mit 1 250 000 ha niedrig mit Mg versorgter Böden entspricht dies zwar einer merkbaren Verbesserung, wenngleich über 3/4 Mill. ha immer noch als ein hoher Anteil angesehen werden muß.

Ab 1975 erfolgte mit einer weiteren Erhöhung des Gesamt-Mg-Düngerverbrauches eine merkbare Umverteilung der zur Verfügung stehenden Mg-Düngermengen unter besonderer Berücksichtigung der sechs nördlichen Bezirke der DDR, die im Vergleich zu den südlichen Bezirken der DDR über eine weniger gute Mg-Versorgung ihrer Böden verfügen. Nach den in Tabelle 5 aufgeführten Nährstoffnoten reichten diese Mengen aber immer noch nicht aus, eine merkbare Verbesserung der Mg-Versorgung der Böden dieser Bezirke herbeizuführen. Im Gegenteil, die Mg-Versorgung in den drei Bezirken Rostock, Schwerin und Neubrandenburg verschlechterte sich im Untersuchungsjahr 1977/78. Auch im Bezirk Berlin, wo der Mg-Düngerverbrauch von 943 t Mg im Jahre 1973 auf 301 t Mg im Jahre 1978 zurückging, verschlechterte sich die Mg-Versorgung der Böden 1977/78 gegenüber 1970/73 erheblich. Die sich im DDR-Maßstab abzeichnende Verbesserung der Mg-Versorgung der Böden (Mg-Nährstoffnote 1970/73 = 55 und 1977/78 = 66) geht also nur auf das Konto der südlichen Bezirke, die bei einer schon einigermaßen guten Mg-Versorgung ihrer Böden in den vergangenen Jahren auch noch größere Mengen an Mg-Düngemitteln einsetzten. Dagegen erfolgte 1980 ein erheblicher Anstieg des Mg-Verbrauches in der DDR (s. Tab. 9).

Unter Berücksichtigung der aufgezeigten Trends hinsichtlich der Mg-Versorgung der Böden der DDR und eines immer noch hohen Anteils niedrig mit Mg versorgten Böden, vor allem bzw. ausschließlich in den nördlichen Bezirken der DDR, ergibt sich die Notwendigkeit:

- die zur Verfügung stehenden Kontingente an Mg-haltigen Düngemitteln noch zielgerichteter auf die nördlichen Bezirke der DDR zu verteilen;
- die vorhandenen Mg-haltigen Düngemittel noch gezielter und zweckentsprechender auf die Mg-Mangelflächen unter Berücksichtigung der EDV-Düngungsempfehlungen zu verteilen, wobei den Mitarbeitern in den Agrochemischen Zentren (ACZ) eine große Verantwortung obliegt, oder
- für eine weitere Erhöhung des Mg-Düngerkontingentes zu sorgen, wenn es aus objektiven Gründen nicht möglich sein sollte, alle Mg-haltigen P- und K-Düngemittel sowie Mg-Kalke und -Mergel ausschließlich auf den mittel und niedrig mit Mg versorgten Flächen einzusetzen.

Sicher wird es nicht möglich sein, die letzte Forderung (ausschließliche Verteilung der Mg-haltigen Düngemittel auf niedrig und mittel versorgte Böden) in vollem Umfang zu realisieren, was auch nicht ganz ohne Nachteil wäre; denn viele der zur Zeit als hoch mit Mg versorgten Böden haben nur ein begrenztes Mg-Nachlieferungsvermögen, vor allem dann, wenn sie erst durch Düngung in den hohen Versorgungsbereich angehoben wurden. Sie können auf die Dauer die Pflanzen auch nur dann stets ausreichend mit Mg versorgen, wenn ihnen gewisse Mg-Mengen in Form von P- und K-Düngemitteln (etwas weniger als dem Entzug entspricht) zugeführt werden, vor allem bei weiterer Steigerung des Ertragsniveaus und insbesondere auch bei hohen K-Düngergaben. Auf Böden mit nachgewiesen sehr hohen Mg-Gehalten sollte allerdings eine zusätzliche Mg-Zufuhr unterbleiben, solange noch Böden mit niedrigem Niveau vorhanden sind. Bei einem Verbrauch von 100 000 bis 112 000 t Mg (Tabelle 9) entspricht dies bei rund 6 Mill. ha Ln einem durchschnittlichen Verbrauch von etwa 17—18 kg/ha Mg. Theoretisch müßte diese Menge unter Berücksichtigung der Mg-Zufuhr mit organischen Düngemitteln ausreichen, den durch Mg-Entzug und -Auswaschung bedingten Mg-Verlust der Böden bei dem gegenwärtigen Ertragsniveau auszugleichen. Sollen aber in den nächsten Jahren alle Böden in den ausreichenden Mg-Versorgungsbereich angehoben werden, sind unter Berücksichtigung der bisherigen Entwicklung der Mg-Versorgung der Böden der DDR sicher, zumindest vorübergehend, etwas höhere Mengen an Mg-haltigen Düngemitteln notwendig. Dieser Forderung wurde durch Erhöhung des Gesamt-Mg-Verbrauches 1980 mit 160 840 t ($\triangleq$26 kg/ha Mg) weitgehend Rechnung getragen.

Im Hinblick auf eine stets ausreichende Mg-Versorgung der Pflanzen, aber auch der Tiere und Menschen, sollte der Mg-Versorgung der Böden stets die notwendige Aufmerksamkeit entgegengebracht werden, denn:

- das Mg spielt im Eiweiß-, Kohlenhydrat-, Fett- sowie vor allem im Energie (ATP)- und Atmungsstoffwechsel von Pflanze, Tier und Mensch eine überaus wichtigen Rolle;
- eine industriemäßig organisierte Pflanzenproduktion erfordert eine stets ausreichende Versorgung der Böden mit allen essentiellen Pflanzennährstoffen, d. h. auch mit Mg;
- mit steigendem Einsatz an NPK-Düngemitteln und steigendem Ertragsniveau nimmt auch der Bedarf der bisher nicht oder nur unzureichend gedüngten Pflanzennährstoffe zu, wie z. B. Mg;
- hohe Boden-K-Gehalte und hohe K-Düngergaben für eine weitere Steigerung des Ertragsniveaus erfordern auch eine entsprechend hohe Versorgung oder Düngung mit Mg zur Vermeidung eines sich negativ auswirkenden K-Mg-Antagonismus;
- eine gute K-Düngerwirkung und damit hohe Effektivität der K-Düngung ist nur bei einer ausgewogenen Mg-Versorgung der Böden bzw. ausreichender Mg-Düngung zu erwarten und
- letzten Endes ist die ausreichende Mg-Versorgung der Böden über die Kette der pflanzlichen Nahrungs- und Futtermittel eng mit der gegenwärtig zunehmendes Interesse gewinnenden Mg-Versorgung von Mensch und Tier verbunden.

Unter Bezugnahme auf den zuletzt genannten Gesichtspunkt erhebt sich die zwingende Frage:

Ob und inwieweit eine Mg-Unterversorgung der Menschen mit der Nahrung mit dem Auftreten, bzw. man kann schon sagen zunehmendem Auftreten verschiedener, heute häufig als „Zivilisationskrankheiten" bezeichneten Erkrankungen in ursächlichem oder zumindest tangierendem Zusammenhang (Förderung der Prädisposition) steht, ähnlich wie in der Tierernährung eine Unterversorgung mit Mg über das Futter eine Prädisposition der Tiere für das Auftreten der Weide- oder auch Stalltetanie induzieren kann, die dann bei Hinzukommen verschiedener Streßfaktoren in Abhängigkeit von den individuell bedingten Regelfunktionen des Mineralstoffwechsels der Tiere manifest wird?

Wenn die im Vortrag von Fehlinger gemachten Ausführungen zutreffen, die mit seinen erzielten und auch in der heute schon umfangreichen Literatur beschriebenen Therapieerfolgen begründet werden, und wenn die Schlußfolgerung von Seelig und Bunce [23] durch weitere systematische Untersuchungen und Überprüfungen auf breiter Basis bestätigt werden kann, „that the major cause of death in the Western World, that is associated with cardiovascular disease, may also be contributed to by sub-optimal Mg intakes" [23], dann ergeben sich für den Gesundheitsschutz der Menschen völlig neue Aspekte. Vielleicht ist es dann einmal möglich, bei den mit einem gestörten Mg-Stoffwechsel in Verbindung gebrachten Krankheiten auch einen entscheidenden Schritt von der Therapie zur Prophylaxe zu tun. In dieser Hinsicht wird recht bald von Seiten der Humanmedizin eine klare Stellungnahme für notwendig erachtet, inwieweit und in welchem Ausmaß Magnesium in die Empfehlungen für eine vernünftige Ernährungsweise mit aufzunehmen ist, zur Aufrechterhaltung eines den Anforderungen und Streßbelastungen entsprechenden Mg-Stoffwechsels im menschlichen Organismus; ähnlich wie in der Tierernährung zur Vermeidung der Weidetetanie.

Wird der Mg-Gehalt als ein wesentlicher Qualitätsfaktor der Nahrungsmittel angesehen, müssen von Seiten der Landwirtschaft, der Ernährungswissenschaft und der Nahrungsmittelproduzenten im Interesse der Gesunderhaltung der Menschen sicherlich weitreichende Schlußfolgerungen gezogen werden. Es gilt zu überlegen und zu prüfen, ob und inwieweit man durch eine erhöhte Mg-Düngung von unmittelbar dem Verzehr dienenden Pflanzen (z. B. Gemüse, Kartoffeln) oder auch von Getreide für die Herstellung von Vollkornbrot den Mg-Gehalt dieser Nahrungsmittel erhöhen kann oder ob es auch durch Mg-Supplementation von Nahrungsmitteln (z. B. Brot, Konserven) möglich ist, die Mg-Versorgung der Menschen über die Nahrungskette zu verbessern (siehe Anm. 2).

Vielleicht sollte dann auch überlegt werden, ob es nicht vorteilhafter wäre, den Mg-Gehalt der Kalirohsalze nicht erst zu eliminieren, sondern den Mg-Gehalt der K-Düngemittel zu erhöhen. Treffen die von medizinischer Seite gemachten Ausführungen hinsichtlich des Mg-Bedarfes der Menschen zu, erscheint es gewissermaßen doch paradox, wenn man mit viel Arbeits- und Energieaufwand erst das

Magnesium aus den Mg-haltigen Kali-Rohsalzen entfernt, mit den Mg-freien K-Düngemitteln möglicherweise das K/Mg-Verhältnis der Böden immer mehr erweitert und damit die Mg-Aufnahme der Pflanzen reduziert, ohne dabei in allen Fällen auch den Ertrag zu gefährden. Durch erniedrigte Mg-Gehalte in Nahrungs- und Futtermitteln kommt es dann zu einer Unterversorgung von Mensch und Tier mit Mg, damit zu einer Prädisposition hinsichtlich des verstärkten Auftretens bestimmter Krankheiten, die man anschließend wieder mit Mg-haltigen Präparaten zu heilen bzw. durch vorbeugende Verabfolgung zu verhindern sucht. Die „Massenproduktion" derartiger Präparate würde dann wieder zusätzlichen Arbeits- und Energieaufwand erfordern.

Könnte man dagegen durch eine erhöhte und ökonomisch vertretbare Mg-Düngung (u. a. mit Mg-reicheren NPK-Düngemitteln) der als Nahrungsmittel oder Nahrungsmittelrohstoffe für den Menschen dienenden Pflanzen sowie durch Mg-Supplementation von Nahrungsmitteln Voraussetzungen für eine bessere Mg-Versorgung der Menschen schaffen (bei der Futterproduktion für Wiederkäuer wird diesem Gesichtspunkt durch verstärkte Anwendung Mg-haltiger NPK-Düngemittel in Ergänzung mit Verfütterung Mg-angereicherter Mineralstoffgemische seit langem schon weitgehend Rechnung getragen), dann könnte man vielleicht den Kreis der mit Mg unterversorgten Menschen weitgehend einengen, einen Teil der sonst erforderlichen Mg-Präparate einsparen und diese nur in bestimmten Fällen und unter bestimmten Bedingungen (erhöhten Streßbelastungen) als ergänzende prophylaktische und therapeutische Maßnahme anwenden.

Im Hinblick auf die Bedeutung des Magnesiums im Stoffwechsel von Pflanze, Tier und Mensch erscheint es daher in jeder Hinsicht notwendig, die anstehenden Fragen und Probleme auf interdisziplinärer Ebene unter Einbeziehung aller unmittelbar und tangierend beteiligter Fachdisziplinen zu diskutieren, weitere notwendige Forschungs- und Untersuchungsvorhaben zu vereinbaren und praktische Festlegungen im Hinblick auf die Erhaltung der Gesundheit sowie Leistungsfähigkeit von Mensch und Tier zu treffen.

Literatur

[1] Arbeitsgruppe „Harnstofforschung" der Urologischen Klinik Jena und Fachgruppe Tierernährung der Sektion Tierproduktion und Veterinärmedizin der Karl-Marx-Universität Leipzig, Bereich Jena: Magnesium-Stoffwechsel. Wiss. Beiträge d. Friedrich-Schiller-Universität Jena (1976).

[2] Arzet, H. R.: Änderung des Kalium- und Magnesiumgehaltes einiger wirtschaftseigener Futtermittel in den letzten 100 Jahren. Landw. Forschung XXV, 1972, 266—271.

[3] Autoreferate: 1. Hohenheimer Magnesium-Symposium. Universität Hohenheim, 29./30. September (1977).

[4] Autoreferate: 2. Hohenheimer Magnesium-Symposium. Universität Hohenheim, 28./29. September (1978).

[5] Bergmann, W.: Pflanzendiagnose. In: Bergmann, W. und Neubert, P.: Pflanzendiagnose und Pflanzenanalyse. VEB Gustav Fischer Verlag, Jena, DDR (1976).

[6] Bergmann, W. und Wittwer, B.: Ein Überblick zur Magnesiumversorgung der Ackerböden der DDR. Wiss. Beiträge der Friedrich-Schiller-Universität Jena, Magnesium-Stoffwechsel, 1976, 9—20.

[7] Daetz, F.: Untersuchungen über die Mg-Bilanz und den Mg-Bedarf der Böden in den drei Nordbezirken der DDR als Grundlage für eine effektive Mg-Düngung. Promotionsarbeit der AdL der DDR, Bereich Pflanzenproduktion (1974).

[8] Daetz, F., Bergmann, W. und Borchmann, W.: Mg-Bilanz und Effektivität der Mg-Düngung in den drei Nordbezirken der DDR. Die Feldwirtschaft 17, 1976, 82—84.

[9] Fontenot, J. P.: Magnesium in ruminant animals and grass tetany. In: Magnesium in the environment — soils, crops, animal and man. The Taylor County Printing Company, Reynolds, Georgia, USA, 1972, 131—151.

[10] Günther, T., Ising, H. und Merker, H. J.: Elektrolyt- und Kollagengehalt im Rattenherzen bei chronischem Magnesium-Mangel und Streß. J. Clin. Chem. Clin. Biochem. 16, 1978, 293—297.

[11] Gürtler, H.: Die Pathophysiologie und Klinik des Magnesiummangels beim landwirtschaftlichen Nutztier. Wiss. Beiträge der Friedrich-Schiller-Universität Jena, Magnesium-Stoffwechsel, 1976, 53—66.

[12] Haeder, H. E. und Mengel, K.: Funktion und Bedeutung des Magnesiums in der Pflanzenernährung. VI. Symp. Herzinfarkt und Schock, Freiburg i. Br. 8./9. November 1968. Georg Thieme Verlag, Stuttgart, BRD, 1969, 183—190.

[13] Holtmeier, H. J.: Das primäre und sekundäre Magnesium-Mangelsyndrom. V. Symp. 1967 d. Dtsch. Gesellsch. Fortschr. a. d. Gebiet d. Inneren Medizin, Georg Thieme Verlag, Stuttgart, BRD, 1968, 111—152.

[14] Magnesium-Stoffwechselstörungen und Herzinfarkt. VI Symp. Herzinfarkt und Schock, Freiburg i. Br., 8./9. November 1968, Georg Thieme Verlag, Stuttgart, 1969, 110—112.

[15] Das Magnesium-Mangelsyndrom. Z. f. Allgemeinmed. Der Landarzt 48, 1972, 152—159.

[16] Jones, J. B. jr., Blount, M. C., and Wilkinson, S. R.: Magnesium in the environment — soils, crops, animal and man. Proc. Symp. Fort Valley State College, Georgia, USA (1972).

[17] Kolb, E.: Ernährungsphysiologische Betrachtungen zum Problem der Entstehung und Vorbeuge der Weidetetanie. Dtsche. Landwirtschaft 14, 1963, 293—295.

[18] Mayr, H. H. und Kühn, H.: Bruttozusammensetzung von Kulturpflanzen. Handb. d. Pflanzenernährung und Düngung von Scharrer, K. und Linser, H., 1. Bd., 1. Hälfte, Springer-Verlag Wien, New York, 1969, 9—50.

[19] Meyer, H.: Magnesiumstoffwechsel, Magnesiumbedarf und Magnesiumversorgung bei den Haustieren. Verlag M. u. H. Schaper, Hannover, BRD, (1963).

[20] Miller, W. J., Britton, W. M., and Ansari, M. S.: Magnesium in lifestock nutrition. In: Magnesium in the environment — soils, crops, animal and man. The Taylor County Printing Company, Reynolds, Georgia, USA, 1972, 109—130.

[21] Rameau, J. Th.: persönliche Mitteilung November 1967.

[22] Rodewyk, A.: Begleitnährstoffe der Kali-Einzeldünger. Magnesium. Informationen über Kali. 2. Auflage, Ratgeber für die Landwirtschaft, Kassel, BRD, 1979, 60—62.

[23] Seelig, M. S. and Bunce, G. E.: Contribution of magnesium deficit to human dise-

ase. In: Magnesium in the environment — soils, crops, animal and man. The Taylor County Printing Company, Reynolds, Georgia, USA, 1972, 61—107.

[24] SJOLLEMA, B.: Nutritional and metabolic disorders in cattle. Nutr. Abstr. Rev. 1, 1932, 621—632.

[25] VOISIN, A.: Die Weidetetanie. BLV Verlagsgesellschaft München, Basel, Wien (1963).

[26] WILKINSON, S. R., STUEDEMANN, J. A., JONES, J. B. jr., JACKSON, W. A., and DOBSON, J. W.: Environmental factors affecting magnesium concentrations and tetanigenicity of pastures. In: Magnesium in the environment — soils, crops, animal and man. The Taylor County Printing Company, Reynolds, Georgia, USA, 1972, 153—175.

[27] WÜSTENBERG, P. W.: Der Magnesiumstoffwechsel aus kardiologischer Sicht. 1. Mitt. Befunde des Magnesiumhaushaltes bei Herzerkrankungen. 2. Mitt. Befunde des Magnesiumhaushaltes bei Gefäßerkrankungen. Z. Inn. Med. 27, 1972, 45—48 und 133—139.

[28] HIESTERMANN, P.: Magnesium — zunehmende Bedeutung in Bodenkultur und Pflanzenernährung. Vitalst.-Zivilisationskr. H 6, 1967, 1—4.

[29] AHLSTRÖM, A.: Briefliche Mitteilung vom 27. 5. 1980.

Anmerkungen

1 Betrug das K/Mg-Verhältnis bei der Mineraldüngung nach HIESTERMANN [28] bei einer $\bar{x}$ K-Gabe von 0,6 kg/ha 1980 noch 3 : 1, stieg es 1938 bei rund 35 kg/ha K auf 11 : 1. 1951 betrug es in der BRD 14 : 1 und 1963 sogar 27 : 1 bei entsprechenden K-Gaben von 42,4 bzw. 66,6 kg/ha. In der DDR wurden 1966/70 im Durchschnitt etwa 79 kg/ha K gedüngt bei einem K/Mg-Verhältnis in der Mineraldüngung von 5,6 : 1; 1978 betrug das K/Mg-Verhältnis in der Mineraldüngung 3,3 : 1 und 1980 bei einer K-Düngung von etwa 72 kg/ha nur noch 2,8 : 1. Damit zeichnet sich in den letzten Jahren eine wesentliche Erhöhung der Mg-Düngung in der DDR ab.

2 So wird z. B. nach AHLSTRÖM [29] in Finnland ein Speisesalz mit 65% NaCl, 25% KCl und 10% MgCl · 6 H_2O im Handel angeboten und auch in der Nahrungsmittelindustrie angewandt.

Für die Überlassung des in diesem Diskussionsbeitrag mitgeteilten Zahlenmaterials möchte ich Herrn Dr. WITTER, Bereichsdirektor des Agrochemischen Untersuchungs- und Beratungsdienstes im Institut für Pflanzenernährung Jena der AdL der DDR, und Herrn FRANKE vom VEB Agrochemiehandel Berlin herzlich danken.

ISSN 0138-3956

MIX
Papier | Fördert gute Waldnutzung
FSC® C083411

Zeitfracht Medien GmbH
Ferdinand-Jühlke-Straße 7
99095 Erfurt, Deutschland
produktsicherheit@kolibri360.de